Ratgeber Demenz
Praktische Hilfen
für Angehörige

Unser Service für Sie

Wenn neue Gesetze und Verordnungen in Kraft treten oder sich zum Beispiel Förderbedingungen oder Leistungen ändern, finden Sie die wichtigsten Fakten in unserem Aktualisierungservice zusammengefasst. Mit dem Klick auf

www.ratgeber-verbraucherzentrale.de/aktualisierungsservice

sind Sie dann ergänzend zu dieser Auflage des Buches auf dem neuesten Stand. Diesen Service bieten wir solange, bis eine Neuauflage des Ratgebers erscheint, in der die Aktualisierungen bereits eingearbeitet sind. Wir empfehlen, Entscheidungen stets auf Grundlage aktueller Auflagen zu treffen.

Die lieferbaren aktuellen Titel finden Sie in unserem Shop:

www.ratgeber-verbraucherzentrale.de

Ratgeber Demenz

Praktische Hilfen für Angehörige

SUSAN SCHEIBE

verbraucherzentrale

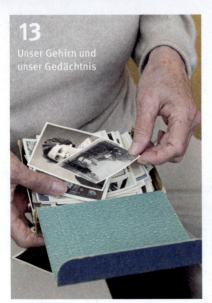

13 Unser Gehirn und unser Gedächtnis

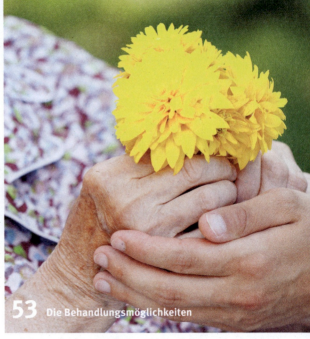

53 Die Behandlungsmöglichkeiten

Inhalt

6 **Zu diesem Buch**
8 **Die wichtigsten Fragen und Antworten**
13 **Unser Gehirn und unser Gedächtnis**
23 **Demenz hat viele Namen**
24 Alzheimer-Demenz
28 Vaskuläre Demenz
29 Lewy-Körperchen-Demenz
30 Parkinson-Demenz
31 Frontotemporale Demenz

33 **Die richtige Diagnose ist jetzt wichtig!**
33 Erste Warnzeichen
38 Vielleicht ist es keine Demenz?
39 Besuch beim Hausarzt
40 Notwendige Untersuchungen
43 Früherkennung per App?
43 Der Verlauf einer Demenzerkrankung
47 Nach der Diagnose
49 Junge Menschen mit Demenz

53 **Die Behandlungsmöglichkeiten**
55 Medikamentöse Therapien
61 Nicht-medikamentöse Therapien

71 **Selbstständigkeit im Alltag ermöglichen**
71 Den Alltag strukturieren
74 Komplexe Aufgaben vereinfachen
75 Die Wohnumgebung anpassen
82 Aktivität erhalten

87 **Betreuung zu Hause**
87 Kann ich meinen Angehörigen pflegen?
92 Alltag in Zeiten von Corona
94 Betroffene mit Zuwanderungsgeschichte
96 Ein Erinnerungsalbum anlegen

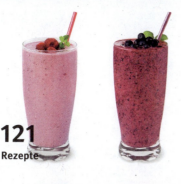

121 Rezepte

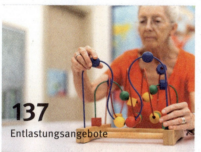

137 Entlastungsangebote

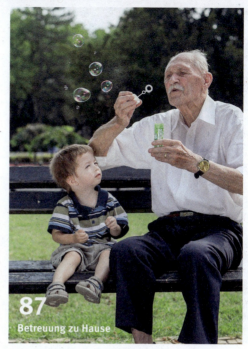

87 Betreuung zu Hause

Ratgeber Demenz

- 98 Das Herz wird nicht dement
- 101 Herausforderndes Verhalten
- 112 Essen und Trinken
- 128 Die tägliche Körperpflege
- 131 Im Krankenhaus

137 Entlastungsangebote und Wohnkonzepte
- 138 Betreuungs- und Demenzgruppen
- 139 Alltagsbegleiter oder Betreuungskräfte
- 139 Ambulante Pflege
- 140 Ambulante Betreuungsdienste
- 140 24-Stunden-Betreuung
- 143 Tages- und Nachtpflege
- 144 Kurzzeitpflege
- 145 Verhinderungspflege
- 145 Wechsel der Wohnform
- 146 Alternative Wohnformen
- 149 Das Pflegeheim
- 154 Ein ganzes Dorf für Demenzkranke

157 Rechtliche Vorsorge
- 158 ... uneingeschränkt einkaufen mit Demenz?
- 158 Vorsorgevollmacht
- 160 Betreuungsverfügung
- 161 Patientenverfügung
- 162 Das Erbe regeln
- 163 Dement und mitten im Berufsleben
- 166 Fahrtauglichkeit
- 169 Privathaftpflichtversicherung

171 Gesetzliche Leistungen
- 171 Kostenübernahme der Krankenversicherung
- 171 Leistungen der Pflegeversicherung
- 176 Hilfsmittel und Pflegehilfsmittel
- 177 Hausnotrufsysteme

184 Anhang
- 184 Wichtige Adressen
- 191 Zum Weiterlesen
- 193 Stichwortverzeichnis
- 200 Bildnachweis
- 200 Impressum

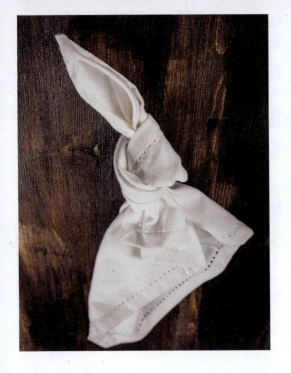

Zu diesem Buch

Viele Angehörige beobachten besonders bei ihren alt werdenden Eltern und älteren Verwandten, dass diese sich immer wieder einmal von ihrem Gedächtnis im Stich gelassen fühlen und oft meinen, sich dafür entschuldigen zu müssen. Doch sind dies schon erste Anzeichen für eine Demenz?

Es gibt zunächst keinen Grund zur Panik, nur weil ein älterer Mensch etwas nicht versteht, wiederholt nachfragt, den Namen eines Bekannten oder das richtige Wort nicht sofort parat hat. Trotz gewisser altersbedingten Einschränkungen können die meisten älteren Menschen weiterhin auf ihren Erfahrungsschatz und ihr lebenslang erworbenes Wissen zurückgreifen. Orientierungssinn und Urteilsfähigkeit bleiben ihnen erhalten, und es besteht für sie kein Anlass, eine selbstständige Lebensführung aufzugeben.

Bei Menschen mit Demenz ist das anders. Zunächst ist nur das Kurzzeitgedächtnis betroffen. Abgesehen von hochemotional geprägten Situationen werden erst kürzlich zurückliegende Ereignisse sofort wieder vergessen, während ältere Begebenheiten noch sehr lebhaft erinnert werden. Später nimmt auch das Langzeitgedächtnis ab. Alltägliche Tätigkeiten fallen ihnen zunehmend schwerer und können ab einem bestimmten Zeitpunkt nicht mehr selbstständig ausgeführt werden. Sie benötigen immer mehr Unterstützung, bis hin zur völligen Pflegebedürftigkeit.

Doch was können Angehörige tun, wenn eine ihnen nahestehende Person gerade die Diagnose „Demenz" erhalten hat? In diesem Ratgeber wollen wir Ihnen das nötige Wissen vermitteln und bei der Planung der nächsten notwendigen Schritte zur Seite stehen. Denn eins können wir sagen: Es kommt keine einfache Zeit auf Sie zu.

Wo im Buch Sie anfangen zu lesen und nachzuschlagen, ist nicht wichtig, denn jedes Kapitel ist in sich abgeschlossen. Sie erfahren unter anderem,

→ wie der Weg für Angehörige von den ersten **Warnzeichen** für eine Demenz hin zur **Diagnose** aussehen kann
→ Seite 33

→ wie Gehirn und Gedächtnis funktionieren und wie die **Biologie** einer Demenzerkrankung aussieht
→ Seite 13

→ wie Sie Menschen mit einer demenziellen Erkrankung in ihrem **selbstständigen Alltag** unterstützen können
→ Seite 71

→ welche **Behandlungsmöglichkeiten** es gibt: welche derzeit wichtigsten Medikamente wann verschrieben werden
→ Seite 55 und welche nicht-medikamentösen Therapien das Fortschreiten einer Demenz aufhalten können
→ Seite 61

→ wie eine **Pflege zu Hause** aussehen kann, wenn die Erkrankung fortgeschritten ist → Seite 87

→ welche **professionellen Entlastungsangebote** Sie in Anspruch nehmen können und welche **Pflege- und Wohnformen** für Menschen mit Demenz geeignet sind → Seite 137

→ welche Angebote es für Angehörige **junger Demenzbetroffener** → Seiten 49 und 146 und für Betroffene mit **Zuwanderungsgeschichte** gibt → Seite 94

→ welche **rechtliche Vorsorge** und **gesetzlichen Leistungen** es gibt
→ Seiten 157 und 171.

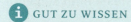 GUT ZU WISSEN

Mythos: „Demenz als Alterserscheinung"

Demenz wird häufig auch als „Senilität" oder „Verkalkung" bei betagten Menschen bezeichnet. Eine demenzielle Erkrankung ist jedoch keine Alterskrankheit, sie tritt nur häufiger im höheren Alter auf; auch junge Menschen können davon betroffen sein. Die Wahrscheinlichkeit, dass sich eine Demenz entwickelt, steigt mit dem Lebensalter an.

Die wichtigsten Fragen und Antworten

→ Jährlich beantworten wir in unseren bundesweit rund 200 Beratungsstellen Hunderttausende von Fragen und helfen bei der Lösung von Problemen, die Verbraucherinnen und Verbraucher an uns herantragen. Aus dieser täglichen Praxis wissen wir, wo der Schuh drückt und wie konkrete Unterstützung aussehen muss. Diese Erfahrungen sind Grundlage unserer Ratgeber: mit präzisen, verbraucherorientierten Informationen, zahlreichen Tipps und Hintergrundinformationen zum besseren Verständnis. Sollte für eine individuelle Frage weiterer Besprechungsbedarf bestehen, hilft unsere Beratung weiter. Eine Übersicht über unser umfassendes Angebot finden Sie unter:

www.verbraucherzentrale.de

Mein Vater hat gelegentlich Erinnerungslücken. Ist das eine normale Alterserscheinung?

Es ist nicht leicht, normale Vergesslichkeit von einer beginnenden Demenz zu unterscheiden. Besonders im Alter können die Grenzen zusätzlich verschwimmen. Vielleicht möchte man es auch nicht wahrhaben, dass der Vater geistig abbaut und seine Persönlichkeit sich verändert? Die Symptome sind vielfältig und bei jedem Demenzbetroffenen sehr unterschiedlich ausgeprägt. Es gibt jedoch markante Warnzeichen, die auf eine Demenz hindeuten können. Treten einige dieser Warnzeichen bei Ihrem Vater auf, sollten Sie zusammen mit ihm den Hausarzt aufsuchen.
→ Seite 33

Was ist rechtlich zu beachten, wenn ich die Pflege meines demenzkranken Onkels übernehme?

Ihr Onkel muss sich in vielerlei Hinsicht mit dem Fortschreiten der Erkrankung auseinandersetzen. Dazu gehört auch, dass rechtliche Aspekte bedacht werden müssen. Ist er nicht mehr in der Lage, seine eigenen Handlungen vollständig zu überschauen, handeln oft Verwandte in seinem Namen. Fehlt dafür aber die entsprechende Berechtigung, ist das rechtlich möglicherweise nicht korrekt.

Es gibt verschiedene Vollmachten und Verfügungen, mit denen Betroffene bei Demenz für die Zukunft vorsorgen und persönliche Wünsche schriftlich festhalten können, solange sie noch urteils- und entscheidungsfähig sind. Dazu gehören Vorsorgevollmacht, Betreuungsverfügung und Patientenverfügung. Die Vorsorgevollmacht ermöglicht pflegenden Angehörigen, im Sinne des Vollmachtgebers zu handeln. Denn in ihr ist unter anderem festgelegt, wer stellvertretend für Ihren Onkel Entscheidungen treffen und sich um seine Belange kümmern darf.
→ Seite 157

> **Die Pflege meiner Ehefrau zehrt an meinen Kräften. Wo kann ich Unterstützung finden?**

Als pflegender Angehöriger sind Sie praktisch immer im Dienst. Dennoch sollten Sie versuchen, sich regelmäßig Zeit für sich selbst zu nehmen und Freiraum zu schaffen, um in Ruhe eigenen Interessen nachgehen zu können. Wenn es Ihnen gut geht, wirkt es sich auch wohltuend auf Ihre demenzkranke Ehefrau aus.

Es gibt verschiedene Betreuungs- und Entlastungsangebote, auf die Pflegebedürftige und ihre Angehörigen je nach Situation und Bedürfnissen zurückgreifen können. Die professionelle Unterstützung schließt sowohl die stundenweise Betreuung als auch tage- oder wochenweise Betreuungsangebote in Form einer teilstationären Tages- und Nachtpflege bis hin zur Urlaubsvertretung mit ein. Pflegekosten für die Verhinderungs- oder Kurzzeitpflege werden für Pflegebedürftige beispielsweise ab dem Pflegegrad 2 bis zu 1.693 Euro (Stand: 1. Januar 2022) im Jahr durch die Pflegekasse übernommen.

→ Seite 139

> **Meine pflegebedürftige Mutter kann nicht mehr allein sein, ich kann sie aber nicht versorgen. Welchen Schritt sollte ich gehen?**

Wenn Sie sich nicht ausreichend um Ihre an Demenz erkrankte Angehörige kümmern können, sei es, weil Sie beruflich sehr eingespannt sind oder aus anderen Gründen, und keine fremde Person im Haus haben wollen, sind Sie nicht allein. Viele pflegende Angehörige kommen irgendwann an den Punkt, an dem die Pflege zu Hause nicht mehr möglich ist. Dann sollten Sie den Wechsel in ein Pflegeheim oder eine alternative, betreute Wohnform erwägen. Mit einem zeitlichen Puffer können Sie verschiedene Möglichkeiten der Unterbringung anschauen. Vielleicht ist es für Ihre Mutter möglich, dass sie an vom Heim organisierten Veranstaltungen teilnimmt oder für einige Tage zur Probe wohnt? Damit kann sie den Tagesablauf und die speziellen Angebote kennenlernen, aber auch erste Kontakte zu Bewohnern knüpfen.

→ Seite 145

Die wichtigsten Fragen und Antworten

> **Mein Ehemann wird immer wieder grundlos aggressiv. Wie gehe ich damit um?**

Wichtig ist zunächst, den Anlass für das Verhalten Ihres Ehemannes herauszufinden und, wenn möglich, zu beseitigen. Besonders bei einer beginnenden Demenz ist ein Betroffener ständig mit seinen Defiziten konfrontiert, da er diese noch genau realisiert. Möglicherweise stellt er sich folgende Fragen:
→ Falle ich jetzt schon wieder meiner Familie auf die Nerven?
→ Bekomme ich noch alles mit, was um mich herum vorgeht?
→ Habe ich etwas Wichtiges vergessen?
→ Wie soll das noch weitergehen?

Die zunehmende Unsicherheit und Unberechenbarkeit, mit der er seine vormals vertraute Umgebung wahrnimmt, Hilflosigkeit und Versagensangst können bei ihm Wut oder Aggression auslösen. Versuchen Sie sich in die Lage Ihres Ehemanns zu versetzen und je nach Situation gelassen zu bleiben, ihn zu beruhigen, mit leisem Humor zu reagieren oder ihn abzulenken.
→ Seite 101

> **Meine Tante hat jetzt die Diagnose „Alzheimer" schwarz auf weiß. Kann sie weiterhin allein in ihrer Wohnung leben?**

Vielen Menschen mit einer beginnenden Demenz gelingt es – oftmals dank der Fürsorge ihrer Angehörigen –, weiterhin ein von fremder Hilfe weitgehend unabhängiges Leben zu führen. Mit moderaten Anpassungen im Alltag, einigen wohlüberlegten Sicherheitsvorkehrungen und etwas Unterstützung in Alltagsroutinen und besonderen Situationen können sie ihre Selbstständigkeit noch über längere Zeit erhalten.
→ Seite 71

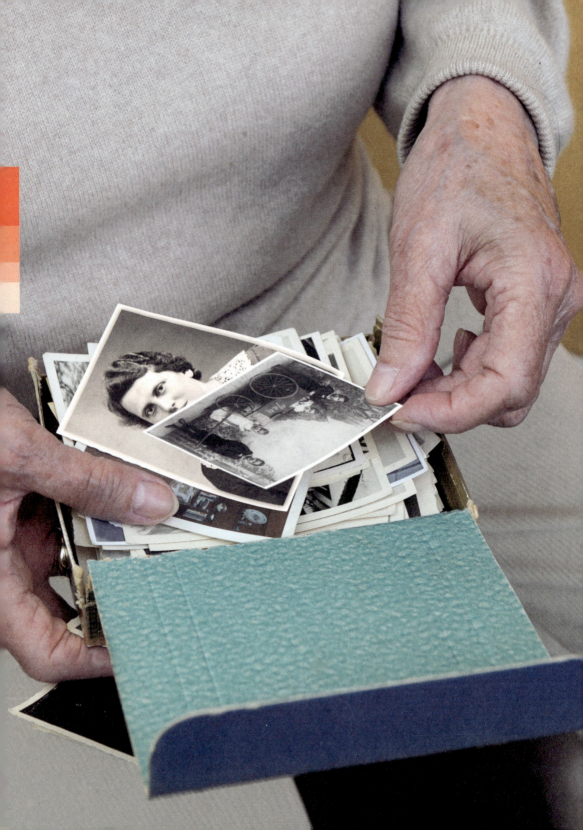

Unser Gehirn
und unser Gedächtnis

Was passiert in unserem Gehirn eigentlich genau, wenn wir sprechen, laufen oder etwas ansehen? Was läuft biologisch ab, wenn wir uns an etwas erinnern? In diesem Kapitel geben wir Ihnen einen Einblick in die Welt der Neuronen und Synapsen, des Großhirns und Kleinhirns, was darin biologisch schiefgehen kann und warum.

Jeder kann sich etwas unter „Atmung" oder „Blutkreislauf" vorstellen, aber wie unser Gehirn und unser Gedächtnis funktionieren, ist für viele ein Rätsel. Das Gehirn bildet zusammen mit dem Rückenmark das Zentralnervensystem. Es besteht aus rund einhundert Milliarden Nervenzellen oder **Neuronen,** die in einem engmaschigen Netzwerk miteinander verbunden sind. Eine Nervenzelle besitzt eine Antennenregion, die durch den **Zellleib** und dessen fein verästelte Fortsätze, die **Dendriten,** gebildet wird. Hier empfängt sie die Signale anderer Nervenzellen in Form von Spannungsimpulsen, verrechnet sie und übermittelt das Ergebnis zunächst ebenfalls elektrisch über ihren **Axon** genannten, teils sehr langen Zellfortsatz an eine Anzahl weiterer Nervenzellen. Die Kontaktstellen zu anderen Nervenzellen, mit denen das Axon in Verbindung steht, werden **Synapsen** genannt (Abbildung Kommunizierende Nervenzellen → **Seite 14**).

Die durch das Axon eintreffenden Spannungsimpulse führen in der jeweiligen Synapse zur tröpfchenweisen Freisetzung eines Botenstoffs, dem **Neurotransmitter,** der beim nachfolgenden Neuron wiederum einen elektrischen Impuls hervorruft, indem er sich an eine zum Botenstoff passende Struktur, den **Rezeptor,** bindet (Abbildung Vergrößerte Darstellung einer Synapse → **Seite 14**).

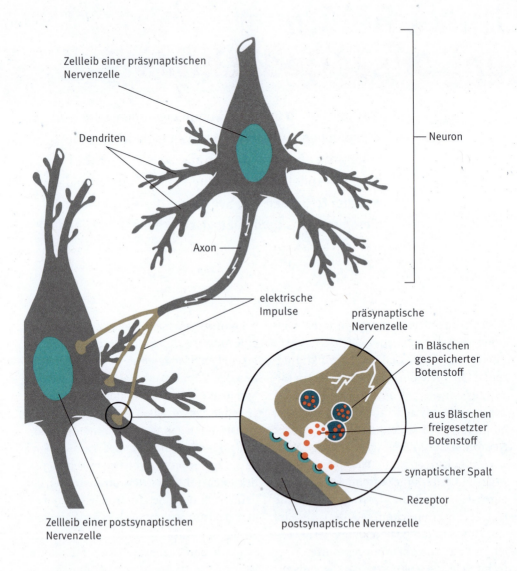

Kommunizierende Nervenzellen

Vergrößerte Darstellung einer Synapse

Nun ist jede Nervenzelle normalerweise über Hunderte Synapsen mit anderen Nervenzellen verbunden. Einige Zelltypen können sogar bis zu 100.000 Synapsen ausbilden. Aber ob die jeweilige Zielnervenzelle, **postsynaptisches Neuron** genannt, die von der Quelle, dem **präsynaptischen Neuron,** eintreffende Information weitersendet, hängt außer von der Frequenz der eintreffenden Impulse auch davon ab, an welcher Stelle die Synapse das postsynaptische Neuron kontaktiert. Je näher eine Synapse am Abgang des Axons sitzt, desto mehr Einfluss hat sie auf die Entscheidung, ob das postsynaptische Neuron über sein Axon seinerseits einen Impuls weitergibt oder nicht. Indem das Neuron alle gleichzeitig eintreffenden Spannungsimpulse derart gewichtet aufsummiert, bewertet es damit, wie wichtig die übermittelte Information ist.

Je mehr Synapsen an einer Nervenzelle sitzen, desto mehr Informationen kann sie empfangen, miteinander verknüpfen und somit verdichtet weiterleiten. Die Verbindungswege sind jedoch nur zum Teil angeboren. Lernprozesse im Lauf eines Lebens bewirken, dass neue Verbindungen ausgebildet, bestehende durch Mehrfachkontakte verstärkt sowie nicht mehr benutzte Verbindungen abgebaut werden. Letztlich werden alle unsere Organfunktionen auf Basis eines synaptisch vermittelten Datenstroms reguliert, auch unser Denken und Fühlen, selbst das „Ich", das Bewusstsein von uns selbst.

Bei einer Demenzerkrankung sind in der Regel zunächst die Synapsen betroffen. Die Kommunikation zwischen den Nervenzellen funktioniert dadurch nicht mehr richtig – es treten gewissermaßen Störungen im Betriebsablauf auf, sodass Informationen nicht mehr verarbeitet und weitergeleitet werden können. Im Lauf der Erkrankung sterben ganze Nervenzellen ab, die bis auf Ausnahmen nicht wieder ersetzt werden können (Plastizität des Gehirns → **Seite 20**). Der zunehmende Nervenzellverlust führt zu fortschreitendem Abbau der geistigen Fähigkeiten.

Die Anatomie des Gehirns

Anatomisch gesehen besteht unser menschliches Gehirn aus der rechten und linken Gehirnhälfte des **Großhirns**, dem **Zwischenhirn** mit Thalamus, Hypothalamus und Hypophyse, dem **Hirnstamm** mit Mittelhirn, Brücke und verlängertem Rückenmark sowie dem **Kleinhirn.** Der sogenannte **Balken** dient dem Informationsaustausch und der Koordination zwischen den beiden Gehirnhälften (Abbildung Schematisches Schnittbild des Gehirns → **Seite 16 links**).

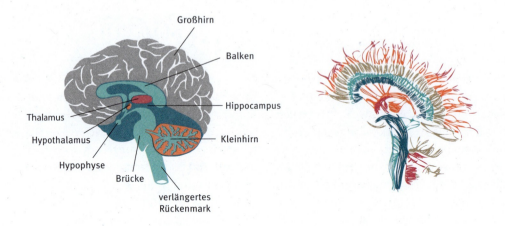

Schematisches Schnittbild des Gehirns

Rekonstruktion der Nervenbahnen eines gesunden Gehirns mittels DTI-Bildgebung

HINTERGRUND

DTI-Bildgebung

Die Diffusions-Tensor-Bildgebung (siehe Abbildung Rekonstruktion der Nervenbahnen → **Seite 16 rechts**) ist ein bildgebendes Verfahren, mit dem sich Informationen über die Lage der Faserbahnen in der weißen Hirnsubstanz ermitteln lassen. So können die Bündel der langen Nervenfortsätze (Axone), die die verschiedenen Bereiche des Gehirns so wie Glasfaserkabel Internetknotenpunkte verbinden, abgebildet werden. Aufbau und Dichte dieses Geflechts sind entscheidend für zahlreiche Leistungen unseres Gehirns. Das Gehirn eines Menschen mit Demenz weist je nach Stadium weit weniger Faserbahnen auf.

Eine funktionale Karte

Von außen betrachtet lässt sich die Großhirnrinde in vier verschiedene Regionen einteilen, die man als Stirnlappen, Scheitellappen, Schläfenlappen und Hinterhauptslappen bezeichnet (Abbildung Gliederung des Gehirns → **Seite 17 links**). Den Regionen unseres Gehirns sind bestimmte Aufgaben und Funktionen zuzuordnen, unter anderem auf der Grundlage anatomischer und feingeweblicher (histologischer) Untersuchungen sowie verletzungsbedingter Ausfallerscheinungen. Dabei lassen sich die hochspezialisierten funktionellen Zentren der Großhirnrinde (Rindenfelder) in motorische, sensorische und assoziative Rindenfelder unterscheiden. Werden anatomische und funktionelle Daten mitein-

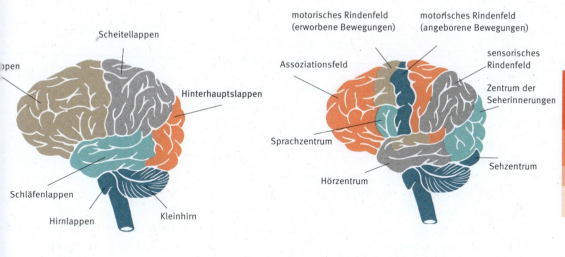

Gliederung des Gehirns

Funktionale Karte des Gehirns

ander verknüpft, entsteht so eine funktionale Karte oder ein Atlas der Hirnrinde.

Inzwischen konnten mehr als 360 verschiedene Areale (180 in jeder Hirnhälfte) mittels funktionaler Magnetresonanztomografie (MRT) identifiziert werden. Areale mit nur einer Funktion sind eindeutig in der Minderheit. So hat man zum Beispiel eines entdeckt, das immer dann aktiv wird, wenn eine Geschichte vorgelesen oder erzählt wird.

Im **Stirnlappen** (Frontallappen) liegen die Zentren des Sozialverhaltens, der Bewegungssteuerung und das motorische Sprachzentrum. Die sogenannten Assoziationsfelder im Stirnlappen kontrollieren unser Denken und Handeln. Sie ermöglichen es, Vorstellungen miteinander zu verknüpfen, Schlussfolgerungen zu ziehen und Entscheidungen zu treffen.

Wird diese Region geschädigt, bereitet bereits die Planung von Bewegungen und Handlungen Schwierigkeiten. Es wird mühsam, Worte oder gar ganze Sätze zu formulieren und kann bis zum vollständigen Verlust der Impulskontrolle führen.

Der **Schläfenlappen** (Temporallappen) ist fürs Hören, Sprechen und das Gedächtnis zuständig. Wenn das Ohr ein Schallsignal aufnimmt, wird es noch im Innenohr in ein elektrisches Signal umgewandelt und letztlich an die Hörrinde im Schläfenlappen weitergeleitet. Dort befinden sich wie auf einer Klaviatur entlang der Tonhöhe angeordnete Nervenzellen, die jeweils nur für einen kleinen Ausschnitt des Tonspektrums zuständig sind. Jedes wahrgenommene Geräusch wird durch ein spezifisches Erregungsmuster dieser Struktur repräsentiert.

Mit der Hörrinde verbunden ist das sensorische Sprachzentrum, in dem die zeitliche Abfolge dieser Erregungsmuster mit bereits bekannten Mustern verglichen und so als Sprache verstanden wird.

Ist dieses Gebiet geschädigt, fällt es ihnen schwer, einem Gespräch zu folgen, ein abstraktes Problem zu verstehen oder Musik zu erfassen.

Im **Scheitellappen** (Parietallappen) liegt das sensorische Rindenfeld, in dem alle Informationen über Sehen, Hören, Riechen, Schmecken und Tasten zusammenfließen. Das ebenfalls dort angesiedelte Lesezentrum befähigt uns dazu, Schriftzeichen mit Sinn zu füllen. Außerdem laufen im Scheitellappen Aufmerksamkeitsprozesse ab.

Durch eine Schädigung kann die Konzentrationsfähigkeit, aber auch die Wahrnehmung bestimmter Körperregionen gestört sein.

Im hinteren Teil des Großhirns, dem **Hinterhauptslappen** (Okzipitallappen), befindet sich das Sehzentrum, wo die von den Augen kommenden visuellen Signale aufgeschlüsselt werden. Daran angrenzend befindet sich eine auf visuelle Erinnerungen spezialisierte Gedächtnisregion, die die eingehenden Informationen mit früheren visuellen Reizmustern vergleicht, sodass Objekte, Personen und Orte wiedererkannt werden können. Je mehr diese Region geschädigt ist, umso schwerer fällt es Menschen mit Demenz, Personen und Orte zu erkennen, selbst wenn diese sehr vertraut sind.

Phänomen Gedächtnis

Mit unserem Gehirn können wir gewissermaßen Zeitreisen unternehmen: Auf das Gedächtnis gestützt können wir weit in die Vergangenheit zurückblicken, aber auch zukünftige Szenarien durchspielen. Und es kann eine konkrete, im Langzeitgedächtnis gespeicherte Situation mit allen relevanten Fakten wieder aufrufen. Dieses dort aufgehobene Wissen fließt in alle unsere Entscheidungen mit ein.

Das Gedächtnis kann in ein **Ultrakurzzeitgedächtnis** (sensorisches Gedächtnis), ein **Kurzzeitgedächtnis** (Arbeitsgedächtnis) und ein **Langzeitgedächtnis** (autobiografisches, episodisches, Faktengedächtnis) gegliedert werden. Das Ultrakurzzeitgedächtnis verbindet Wahrnehmung und Gedächtnis. Es nimmt alles ungefiltert wahr, was durch Sinnesorgane aufgenommen werden kann. Im Ultrakurzzeitgedächtnis werden die Sinneseindrücke nur für sehr kurze Zeit gehalten. Eine wichtige Information wird an das Kurzzeitgedächtnis weitergegeben. Als erste bewusste Station ist es Zwischenspeicher für Informationen, die nachfolgend aufrechterhalten, manipuliert und weiterverarbeitet werden oder auch wieder verloren gehen. Im Kurzzeitgedächtnis können etwa sieben Informationen für wenige Sekunden bis Minuten verweilen. Wird während dieser Zeit die Aufmerksamkeit gestört oder auf einen anderen Inhalt gelenkt, können die Informationen nicht mehr vollständig erinnert werden.

Will man sich mehr als sieben Sachen merken und dies länger als ein paar Minuten, so müssen die Inhalte ins Langzeitgedächtnis übertragen werden. Dort werden alle selbst erlebten Ereignisse, erlernte Fertigkeiten und Bewegungsabläufe sowie erlernte Fakten aufgehoben. Informationen werden dann besonders gut gespeichert, wenn sie im Kontext verständlich sind oder infolge einer emotionalen Färbung als bedeutsam eingeordnet werden. Deshalb fällt es vielen schwer, nüchterne Fakten aufzunehmen. Hat es eine Information erst einmal ins Langzeitgedächtnis geschafft, wird sie nicht mehr so schnell vergessen, auch weil sie dort mit bereits vorhandenen, ähnlichen Inhalten verknüpft wird. Je mehr wir wissen, umso mehr Anknüpfungspunkte gibt es daher für Neues (→ **Kasten Hintergrund**).

Sehr großen Einfluss auf das Langzeitgedächtnis hat die wegen ihrer an ein Seepferdchen erinnernden Form lateinisch als **Hippocampus** bezeichnete Region, die etwas unterhalb der Großhirnrinde liegt. Wie eine Bibliothekarin über die Archivierung von Schriften entscheidet der Hippocampus über die Aufnahme neuer Informationen. Er greift zunächst organisierend ein, um die Abrufbarkeit zu gewährleisten und speichert dann alle mit dem Ereignis verbundenen Informationen. Dies geschieht vornehmlich im Schläfenlappen.

> **HINTERGRUND**
>
> **Das Gedächtnis ist wie ein Netz**
>
> So paradox es scheint: Je mehr wir wissen, desto mehr Neues kann dazukommen, denn an jede Masche des Netzes kann neues Wissen angeknüpft werden. Und je enger das Netz geknüpft wird, desto detailreicher ist es, wie beispielsweise bei dem sogenannten Vogel-Netzwerk (Abbildung → **Seite 20**): Wir sehen zunächst Vögel auf den Ästen eines Baums. Mit zunehmendem Wissen können wir Meisen von Spechten unterscheiden. Dann erlaubt es unser neu erlerntes Wissen, verschiedene Meisen- und Spechtarten zu bestimmen: Blau-, Kohl- und Haubenmeisen und Bunt-, Grün- und Schwarzspechte. Umso detailreicher unser Wissen wird, umso mehr werden wir auch zu Experten auf dem Gebiet. Voraussetzung ist jedoch, dass die vorherige Masche geknüpft wurde und so um einen weiteren „Wissensnetz-Knoten" erweitert werden kann.

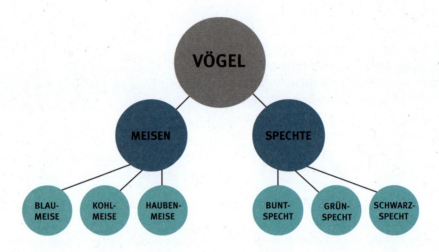

Vogel-Netzwerk

Die Plastizität des Gehirns

Unser Gehirn bleibt bis ins hohe Alter plastisch, das heißt, es wandelt sich nach einem klaren Prinzip: Wichtiges wird stärker, während gleichzeitig alles Unwichtige oder Ungenutzte verkümmert. Ähnlich einer Pflanze, die mit dem Licht wächst, passt es sich zeitlebens den Umweltanforderungen an. Neue Blätter grünen dort, wo die meiste Sonne hinfällt. Und gerade so, wie Blätter absterben, auf die kein Licht mehr fällt, verkümmern Gehirnstrukturen, wenn die entsprechenden Fähigkeiten über längere Zeit nicht beansprucht werden.

Das Risiko, an einer Demenz zu erkranken, wird durch ein Zusammenspiel einer Vielzahl von Faktoren erhöht, unter denen eine genetisch bedingte Neigung nur bei einem sehr geringen Teil der später an Demenz erkrankten Menschen von Belang ist. Während das Alter als generell wichtigster Faktor nicht beeinflussbar ist, gibt es eine Reihe von individuell und gesundheitlich steuerbaren Faktoren. Zu diesen gehören im jungen Alter eine geringe Schulbildung sowie Bluthochdruck; Übergewicht, Diabetes und Hörverlust im mittleren Alter. Ebenfalls im Sinn eines Lebenszeitrisikos erhöhen im späten Lebensabschnitt eine vorbestehende Depression und Rauchen nochmals die Erkrankungswahrscheinlichkeit.

Gill Livingston, sie leitet die Forschungsabteilung für psychische Gesundheit älterer Menschen am University College London, fand 2017 in einer Überblicksstudie heraus, dass die Entstehung einer Demenz bei jedem Dritten hinausgezögert oder gar verhindert werden kann, wenn die vorgenannten Risikofaktoren frühzeitig vermieden oder behandelt werden und Kindern und Jugendlichen generell eine gute Ausbildung gewährt wird. In weiteren wissenschaftlichen Studien konnte gezeigt werden, dass geistige Fähigkeiten bei denjenigen bis ins hohe Alter erhalten blieben, die lebenslang geistig rege waren und einen gesunden Lebensstil mit viel Bewegung und ausgewogener Ernährung pflegten.

Je mehr also das Gehirn gefordert wird, umso mehr neuronale Verbindungen werden auch geknüpft. In bestimmten Regionen des Gehirns entstehen neue Blutgefäße und im Hippocampus wird sogar die Bildung neuer Nervenzellen angeregt. Ein dichteres synaptisches Netzwerk kann zusammen mit der Entstehung neuer Nervenzellen eine Art Reservoir darstellen, wenn andere Nervenzellen untergehen oder alte Nervenbahnen ihre Funktion einstellen. Es können dann vermehrt alternative Routen zur Informationsweiterleitung genutzt oder neue geschaffen werden; man spricht hierbei auch von der Herausbildung einer kognitiven Reserve.

Wenigstens statistisch sind Personen mit einer großen kognitiven Reserve widerstandsfähiger gegenüber geistigen Abbauprozessen und entwickeln erst dann Symptome einer Demenz, wenn krankhafte Veränderungen im Gehirn bereits weit fortgeschritten sind. Daneben steigert regelmäßige körperliche Bewegung die Durchblutung und damit auch die Leistungsbereitschaft des Gehirns. Die Konzentrationsfähigkeit wird positiv beeinflusst, die Lernleistung steigt und ein gleichwohl fortschreitender Krankheitsprozess kann länger in Schach gehalten oder kompensiert werden.

> **GUT ZU WISSEN**
>
> **Mythos „Die Gene sind schuld!"**
>
> Dies trifft nur auf einen sehr kleinen Teil der Demenzpatienten zu. Oft spielen andere Risikofaktoren eine Rolle. Einige davon können Sie beeinflussen – und damit auch die Wahrscheinlichkeit verringern, geistig frühzeitig abzubauen. Dazu gehören ein gesunder Lebensstil und lebenslanges Lernen. Das größte und gleichzeitig nicht beeinflussbare Risiko bleibt jedoch das Alter.

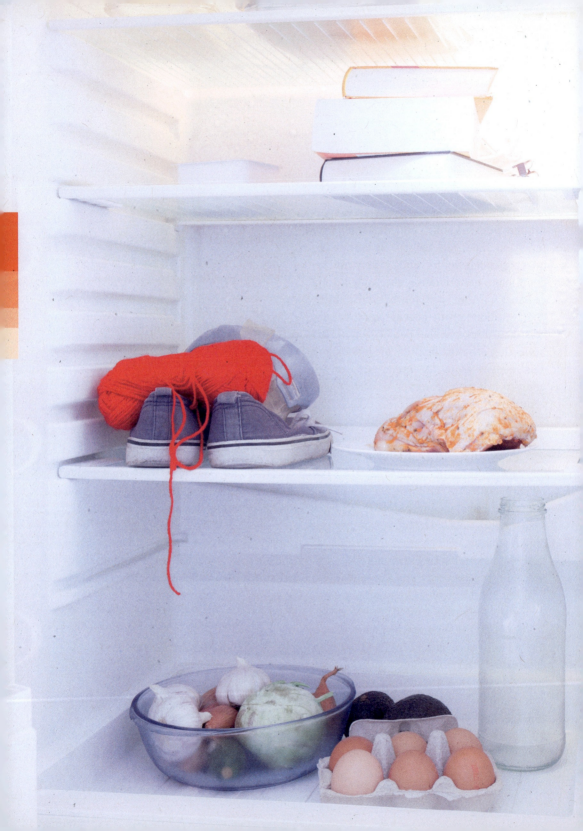

Demenz
hat viele Namen

Für Außenstehende wird eine Demenz oft erst dann erkennbar, wenn ausgedehnte Regionen des Gehirns, die für geistige Funktionen, Verhalten oder Persönlichkeit zuständig sind, geschädigt sind. Man unterscheidet primäre und sekundäre Demenzerkrankungen.

Demenzerkrankungen beeinträchtigen das Gedächtnis bis hin zum vollständigen Verlust von Erinnerungen. Sie berühren uns deshalb besonders schwer, weil sie den Kern der Persönlichkeit treffen und am Ende die Identität in hohem Maße gefährden.

Der genauere Blick auf die Abbauprozesse im Gehirn zeigt: Zu Beginn schwindet nur das Kurzzeitgedächtnis, womit auch keine neuen Informationen in das Langzeitgedächtnis gelangen können. Die Zeitreise geht nun nur noch in die Vergangenheit. Aber auch das Langzeitgedächtnis lässt mehr und mehr nach. Schließlich sind ausgedehnte Regionen des Gehirns, die für geistige (kognitive) Funktionen, Verhalten oder Persönlichkeit zuständig sind, so weit geschädigt, dass deren Ausfall nicht mehr kompensiert oder wenigstens kaschiert werden kann. Erste, noch diskrete Symptome treten erst auf, wenn bereits etwa mehr als 70 Prozent der Nervenzellen geschädigt sind. Die Ausprägung der Symptome hängt aber auch davon ab, welche Regionen besonders betroffen sind (Funktionale Karte des Gehirns → **Seite 17**).

Generell wird zwischen zwei Formen des geistigen Abbaus unterschieden. Bei den **primären Demenzen** lassen die Hirnfunktionen schleichend nach und gehen unwiederbringlich verloren. Zu diesen gehört die Alzheimerkrankheit, an der die Mehrzahl der an Demenz erkrankten Menschen leidet. Weitere häufige Formen sind die gefäßbedingte (vaskuläre) Demenz, die Lewy-Körperchen-Demenz und die Frontotemporale Demenz, wobei Mischformen verbreitet sind

(Abbildung unten: Häufigkeit von Demenzformen). Weil die parkinsonsche Erkrankung selbst selten ist, tritt im Vergleich eine Demenz infolge dieser Erkrankung eher selten auf.

Sekundäre Demenzen umfassen eine große Gruppe von Erkrankungen, die ähnliche Symptome wie eine primäre Demenz aufweisen, jedoch durch andere körperliche Erkrankungen hervorgerufen werden. Diese sekundären Demenzen werden deswegen auch **Pseudodemenzen** genannt und können im Gegensatz zu den primären Demenzen meist geheilt oder zumindest gut behandelt werden (siehe dazu auch → **Seite 38**).

Alzheimer-Demenz

„Demenz" und „Alzheimer" werden oft in einem Atemzug genannt, sind jedoch nicht dasselbe. Denn die Alzheimerkrankheit ist nur eine Form der Demenzerkrankungen, allerdings diejenige, die am häufigsten vorkommt.

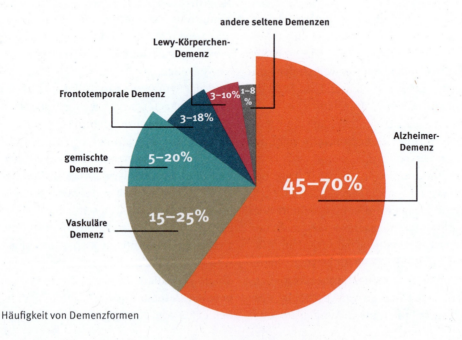

Häufigkeit von Demenzformen

Erste Anzeichen für die **Alzheimerkrankheit** zeigen sich in der Regel ab dem 65. Lebensjahr, meist jedoch erst ab den Siebzigern. Frauen sind deshalb häufiger betroffen, weil sie im Durchschnitt länger leben und das Risiko, an Alzheimer zu erkranken, mit dem Alter stetig zunimmt. Eine Alzheimer-Demenz beginnt meist schleichend und führt dann zu einem langsamen, aber stetigen Abbau geistiger Fähigkeiten, der sich über mehrere Jahre bis Jahrzehnte erstrecken kann. Veränderungen des Gehirns können bereits 15 bis 30 Jahre bestehen, bevor sich erste Krankheitszeichen zeigen. In diesem Zeitraum kann das Gehirn aufgrund seiner Plastizität den Abbauprozess ausgleichen, sodass es zu keinen erkennbaren Einschränkungen kommt. Dabei übernehmen benachbarte oder spiegelbildlich in der anderen Hirnhälfte liegende Regionen die Aufgaben der geschädigten Areale (siehe Plastizität des Gehirns → **Seite 20**).

Frühe Form der Alzheimerkrankheit

Auch wenn mit zunehmendem Alter das Risiko für eine Alzheimer-Demenz steigt, betrifft diese Erkrankung nicht nur alte Menschen. Die frühe Form der Alzheimer-Demenz kann lange vor dem 65. Lebensjahr beginnen. Sie tritt bereits im Alter von 30, 40 oder 50 Jahren auf und ist durch eine rasche Verschlechterung der geistigen Fähigkeiten gekennzeichnet. Oft liegt dem eine ererbte Veranlagung zugrunde, weshalb nahe Verwandte ebenfalls früh daran erkranken. Es sind bislang drei Gene bekannt, die für die frühe Form verantwortlich sind. Weist eines dieser Gene eine fehlerhafte Information auf, bricht die Krankheit in jedem Fall aus. Insgesamt ist aber nur ein Prozent der Alzheimerfälle eindeutig erblich bedingt.

Was passiert im Gehirn bei Alzheimer?

Charakteristisch für die Alzheimerkrankheit sind zwei im Gehirn auftretende krankhafte Veränderungen. Außerhalb der Nervenzellen entstehen gemeinhin als Plaques bezeichnete, fleckförmige Ablagerungen eines eigentlich natürlichen, aber aus bisher unbekanntem Grund räumlich abnormal geformten Proteins. Ähnlich einem anfangs flüssigen Spiegelei wird es allmählich fest und unlöslich (Abbildung → **Seite 27 unten**). Weil sich diese Plaques unter dem Mikroskop nach entsprechender Anfärbung wie Stärke rötlich darstellen, wird deren Protein nach dem griechischen Wort für Stärke als Amyloid-Protein, also als Eiweiß mit stärkeähnlichem Erscheinungsbild bezeichnet.

Innerhalb der Nervenzellen bilden sich aus ebenfalls unbekanntem Grund unlösliche Knäuel eines als „Tau-Protein" bezeichneten Eiweißes. Korrekt gefaltete, funktionstüchtige Tau-Proteine lagern sich an sogenannte Mikrotubuli an, um diese zu stabilisieren (Abbildung → **Seite 27 oben, links**).

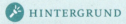

HINTERGRUND

Chaperone – Anstandsdamen der Proteine

Proteine werden im Kern jeder Zelle zunächst als Kette von chemischen Einzelbausteinen, den Aminosäuren, synthetisiert, deren Art und Abfolge in der DNA festgelegt ist. Nach Ausschleusung aus dem Kern bilden die meisten Aminosäureketten ein funktionsloses Knäuel, einige aber springen wie ein selbst faltendes Origami spontan in ihre vorbestimmte Form. Ein Beispiel dafür sind die sogenannten Mikrotubuli, die später unter anderem das Transport- und Wegenetz der Zelle bilden. Die Mehrzahl der Eiweiße, zu denen auch das Tau-Protein gehört, braucht jedoch Unterstützung durch Formwerkzeuge, die man nach dem griechischen Wort für Anstandsdamen ironisierend als „Chaperone" bezeichnet. Ein Chaperon nimmt das gewissermaßen noch jugendliche Aminosäure-Knäuel bei sich auf und zwingt es unter Energieaufwand in eine funktionstüchtige Form, die das nun fertige Protein nach Verlassen des Chaperons beibehält. Es sind viele spezialisierte „Anstandsdamen" bekannt, wovon eine dafür sorgt, dass das Tau-Protein wohlgeformt wird und somit seiner kommunikativen Funktion gerecht werden kann.

Mikrotubuli sind Proteinröhrchen, die das „Innenskelett" der Nervenzelle bilden, aber auch eine Art Wegenetz im Inneren der Zelle bereitstellen. Über dieses Mikrotubuli-Wegenetz gelangen Botenstoffe, die Neurotransmitter, vom Zellleib bis zur Synapse. Nährstoffe werden bis in die entferntesten Ausläufer der Nervenzelle transportiert. Aber auch Abfälle werden von dort zurück in den Zellleib befördert und entsorgt. Bei Alzheimerpatienten ist dieser Prozess gestört. Tau-Protein-Knäuel können sich nicht mehr an die Mikrotubuli binden, weswegen die Röhrchen zerfallen und das Wegenetz der Zelle zusammenbricht (Abbildung → **Seite 27 oben, rechts**). Transportprozesse können nicht mehr ablaufen und die Nervenzelle stirbt ab.

Sowohl die Amyloid-Plaques als auch die instabilen Mikrotubuli behindern die Kommunikation zwischen den Nervenzellen. Obwohl bei den meisten Menschen im Alter Plaques nachzuweisen sind, entwickeln Alzheimerpatienten diese in einem deutlich höheren Maß und nach einem vorhersagbaren Muster. Der Prozess beginnt in Gehirnregionen, die für die Gedächtnisleistung wichtig sind, bevor die Plaques sich auch in anderen Regionen ausbreiten (Abbildung → **Seite 27 unten**).

Krankhafte Veränderungen bei Alzheimerkrankheit

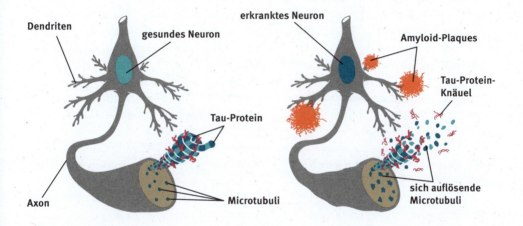

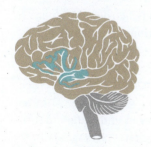
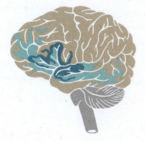
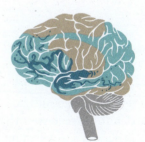

Ausbreitung von Amyloid-Plaques
Von links nach rechts: frühes, mittleres und fortgeschrittenes Stadium einer Demenz

> **HINTERGRUND**
>
> **Die „Nonnenstudie"**
>
> Die Annahme, dass die Bildung von Amyloid-Plaques die Hauptursache für den Untergang von Nervenzellen und den zunehmenden geistigen Verfall der Betroffenen ist, ist ins Wanken geraten. Als bahnbrechende Studie wird die „Nonnenstudie" genannt: US-amerikanische Forscher haben gezeigt, dass ein stark verändertes Gehirn nicht zwingend dazu führt, dass geistig anspruchsvolle Tätigkeiten nicht mehr ausgeübt werden können. Sie hatten im Jahr 1986 dazu 678 katholische Nonnen im Alter von 75 bis 106 Jahren untersucht. Bei vielen der verstorbenen Ordensschwestern wurden dieselben krankhaften Prozesse im Gehirn nachgewiesen, die Menschen mit einer schweren Alzheimer-Demenz aufweisen. Die Nonnen hatten zu Lebzeiten jedoch keinerlei Symptome der Erkrankung gezeigt. Es wird vermutet, dass ihr aktiver, ausgeglichener Lebensstil dazu geführt hat, dass die plastische Umbaufähigkeit des Gehirns bis ins Alter erhalten blieb. Somit konnten schwere Abbauerscheinungen lange kompensiert werden.
>
> Neben der Plaque-Theorie deuten immer mehr Studien darauf hin, dass verhängnisvolle Entzündungsprozesse im Gehirn eine Rolle bei der Entstehung von Alzheimer spielen könnten.

Vaskuläre Demenz

Eine **gefäßbedingte (vaskuläre) Demenz** kann infolge von Durchblutungsstörungen im Gehirn entweder plötzlich nach einem einzelnen großen oder mehreren kleineren Schlaganfällen auftreten. Blutgefäße, die das Gehirn mit sauerstoffreichem Blut versorgen (Arterien), werden durch Blutgerinnsel verstopft. Da kleinere Gerinnsel häufiger vorkommen, sind die kleinen Arterien besonders gefährdet, die die Nervenzellverbände unterhalb der Hirnrinde sowie die neuralen Leitungsbahnen zwischen den einzelnen Abschnitten der Hirnrinde versorgen. Wenn davon betroffene Regionen nicht auch durch andere Blutgefäße, die sogenannten Kollateralen, noch ausreichend versorgt werden, kommt es innerhalb von wenigen Minuten zum teils großflächigen Untergang von Hirngewebe, dem Hirninfarkt (Schlaganfall).

Etwas seltener kann eine vaskuläre Demenz auch durch eine Vielzahl von winzigen Schlaganfällen hervorgerufen werden.

Die daraus entstehenden Infarktareale sind zwar klein, summieren sich jedoch im Lauf der Zeit hinsichtlich ihrer Wirkung, da die verletzten Nervenzellen im Regelfall nicht erneuert und somit die insgesamt geschädigten Hirnareale immer größer werden. Dieses als Multiinfarkt-Demenz bezeichnete Krankheitsbild beginnt mit geringen Veränderungen der geistigen Fähigkeiten, die sich zunehmend verschlechtern.

Nicht immer ist ein Schlaganfall die Ursache für eine durchblutungsbedingte Demenz. Sie kann auch durch Einlagerung von Amyloid-Proteinen in die Wand kleiner Blutgefäße im Gehirn entstehen, wodurch die Gefäßwand brüchig wird. Es kommt zu kleinen Einblutungen, die benachbartes Gewebe schädigen. In 80 Prozent dieser Fälle liegt gleichzeitig eine Alzheimererkrankung vor.

Risikofaktoren für das Entstehen einer vaskulären Demenz sind Bluthochdruck, Diabetes mellitus, Fettstoffwechselstörungen, die durch ein Übermaß an Blutfetten wie Cholesterin hervorgerufen werden, Übergewicht, Bewegungsmangel und Rauchen. Durch eine rechtzeitige Behandlung sowie die Umstellung von Ernährungs- und Lebensgewohnheiten kann häufig einer vaskulären Demenz vorgebeugt werden.

Lewy-Körperchen-Demenz

Der Verlust von Nervenzellen wird bei dieser Erkrankung durch die Zusammenballung eines Proteins namens Synuclein hervorgerufen. Normalerweise reguliert es die Ausschüttung des Botenstoffs Dopamin in den synaptischen Spalt. Durch eine fehlerhafte Faltung wird das Synuclein-Protein jedoch funktionsuntüchtig. Zusammen mit anderen falsch gefalteten Synucleinen bildet es rundliche Ablagerungen, die unter dem Mikroskop wie von der Zelle eingeschlossene Fremdkörper erscheinen. Sie werden nach dem deutschen Neurologen Friedrich Lewy als Lewy-Körperchen bezeichnet.

Zu Beginn der Erkrankung ist das Gedächtnis kaum beeinträchtigt. Kennzeichnend sind vielmehr Verhaltens- und Orientierungsstörungen. Häufig werden visuelle Sinnestäuschungen (Halluzinationen) beobachtet. An Lewy-Körperchen-Demenz erkrankte Menschen bilden sich ein, dass sich fremde Personen oder größere Tiere in ihrer Wohnung aufhalten, was meist als bedrohlich empfunden wird; mehr als die Hälfte der Betroffenen hat sogar komplexe Wahnvorstellungen. Bei Patienten mit Lewy-Körperchen-Krankheit können Wachheit und Aufmerksamkeit stark schwanken und innerhalb kurzer Zeit von einer annähernd normalen geistigen Präsenz in einen Zustand erheblicher Verwirrung umschlagen.

HINTERGRUND

Lewy-Körperchen-Demenz und Parkinson-Demenz: Zwei Formen derselben Erkrankung?

Bei beiden Demenzformen bilden sich in den Nervenzellen ungewöhnliche, runde Ablagerungen des Synuclein-Proteins (Lewy-Körperchen), wobei die Ansammlung von Lewy-Körperchen mit dem Untergang der Nervenzellen einhergeht.
Bei der Lewy-Körperchen-Demenz bilden sich die Ablagerungen in der Großhirnrinde, der sogenannten grauen Substanz. Diese an Nervenzellen reiche, äußere Schicht des Großhirns ist verantwortlich für die Gedächtnisfunktion und das formale Denken, für soziales Verhalten, Sinneswahrnehmungen und Sprache.
Bei der Parkinson-Demenz bilden sich Lewy-Körperchen vor allem in einer Region, die im Stammhirn angesiedelt ist, der Substantia nigra. Dort nehmen sie Einfluss auf die bewusste Steuerung der Körperbewegungen, man spricht hier von einer „Willkürmotorik".
Da es bei beiden Erkrankungen zu einem Untergang von Dopamin bildenden Nervenzellen kommt, treten auch bei Patienten mit Lewy-Körperchen-Demenz die für Parkinson typischen Bewegungs- und Gleichgewichtsstörungen auf. Allerdings entwickeln sich diese im Krankheitsverlauf später als bei Parkinson.

Erkrankte zeigen häufig ähnliche körperliche Symptome wie Parkinson-Patienten. Dazu gehören das Zittern der Hände in Ruhe, ein vornübergebeugter, kleinschrittiger Gang sowie eine Verlangsamung der Bewegungen, die sich auch in einer maskenhaften Mimik, einer veränderten Stimmlage und einer leisen Sprache zeigen. Häufig treten Gleichgewichtsstörungen auf.

Parkinson-Demenz

Wie bei der Lewy-Körperchen-Demenz bilden sich bei an Parkinson Erkrankten zunehmend Lewy-Körperchen in den Nervenzellen, allerdings zunächst nicht in der Großhirnrinde, sondern in einer Region, die anatomisch als Substantia nigra, schwarze Substanz, bezeichnet wird. Das Auftreten von Lewy-Körperchen wird mit dem allmählichen Absterben der Dopamin bildenden Nervenzellen in Zusammenhang gebracht. Dieser auch als Glückshormon bekannte Botenstoff beeinflusst nicht nur die Stimmung, sondern eine Vielzahl von lebensnotwendigen Vorgängen. Durch den zunehmenden Verlust an Dopamin bildenden Nervenzellen wird die Signalweiterleitung zwischen den Nervenzellen gestört. Da die betroffenen Zellen in einer Gehirnregion absterben, die für die Planung und Ausführung von Bewegungen benötigt wird, können Bewegungen und folglich auch Gleichgewicht nicht mehr ausreichend kontrolliert werden. Ein Anzeichen ist Muskelzittern, das selbst dann auftritt, wenn man ruhig dasitzt oder die Hände in den Schoß legt. Weitere Symptome sind Muskelsteifigkeit, Bewegungsverlangsamung und eine maskenhafte Mimik. Auch die Stimmlage kann betroffen sein (höher und leiser).

Rund 80 Prozent der Parkinson-Patienten zeigen innerhalb von acht Jahren nach dem Auftreten der Parkinson-Symptome einen zunehmenden Abbau der geistigen Leistungsfähigkeit.

Bei der Demenz infolge einer Parkinson-Erkrankung ist neben dem Gedächtnis auch die Fähigkeit, Probleme zu lösen und Informationen zu verarbeiten, beeinträchtigt; das Denken ist verlangsamt. Komplexe Aufgaben zu planen und zu bewältigen bereitet bereits in einem frühen Stadium der Krankheit Schwierigkeiten.

Frontotemporale Demenz

Bei der Frontotemporalen Demenz (Morbus Pick oder Pick-Krankheit) treten zunehmend Schädigungen in Regionen des Stirnhirns und Schläfenhirns auf, die die Urteilsfähigkeit und das soziale Verhalten steuern. Etwa zehn Prozent der Fälle sind genetisch bedingt. Meist setzen die Symptome bereits zwischen dem 45. und 60. Lebensjahr ein.

Die Spanne ist aber sehr groß (20 bis 85 Jahre). Es wird vermutet, dass Ablagerungen verschiedener Proteine, besonders aber des Tau-Proteins, für den Verlust der Nervenzellen verantwortlich sind.

Kennzeichnend sind frühe, langsam fortschreitende Veränderungen typischer Charakterzüge und eines angemessenen Sozialverhaltens, jedoch kein Gedächtnisverlust.

Zu den Symptomen zählen insbesondere eine emotionale Verflachung, Verlust des Einfühlungsvermögens, Aggressivität, Taktlosigkeit, maßloses Essen und Apathie.

Im Verlauf der Erkrankung entwickeln sich Schwierigkeiten bei sprachlichen Äußerungen, die durch Wortfindungsstörungen, Sprachverständnisstörungen und fehlendes Mitteilungsbedürfnis bis zum völligen Verstummen gekennzeichnet sind.

Erst im späteren Krankheitsverlauf kommt es zur Beeinträchtigung des Gedächtnisses, die jedoch über lange Zeit nicht so stark ausgeprägt ist wie beispielsweise bei der Alzheimerkrankheit oder bei anderen Demenzformen.

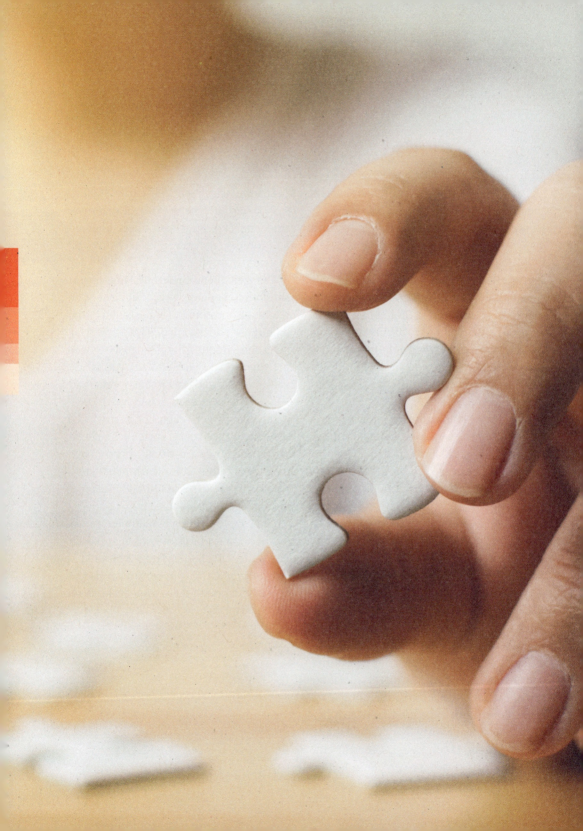

Die richtige Diagnose ist jetzt wichtig!

Wenn Sie als sorgende Angehörige Warnzeichen bemerken, dann sollten Sie nicht abwarten, sondern bald handeln und gemeinsam mit der oder dem Betroffenen ärztlichen Rat einholen. Die Diagnose sollte möglichst in einem frühen Stadium erfolgen.

Erste Warnzeichen

Gerade für Angehörige ist es oft schwierig, „normale" Gedächtnisschwierigkeiten oder Verhaltensveränderungen bei Eltern oder nahen Verwandten von denen zu unterscheiden, die durch eine beginnende Demenz verursacht werden. Es gibt jedoch markante Warnzeichen und Symptome, die auf eine Demenz hindeuten können. Anhand von zehn Punkten zeigen wir, welche Auffälligkeiten **erste Warnzeichen für eine Demenz** sein können und wie sie von rein **altersbedingten Veränderungen** zu unterscheiden sind. Endgültige Klarheit werden Sie jedoch nur durch eine gründliche Untersuchung beim Hausarzt oder Spezialisten erhalten.

1 Gedächtnislücken
Kürzlich aufgenommene Informationen werden sofort wieder vergessen. Dazu gehören auch neue Namen, Termine oder Ereignisse. Betroffene müssen immer wieder nachfragen, verlieren häufig den „roten Faden" und sind auf Gedächtnishilfen angewiesen.

Eher altersbedingte Veränderung
Ältere Menschen brauchen generell etwas mehr Zeit, um sich zu erinnern. Gelegentlich einen Namen oder Termin zu vergessen, ist auch bei Jüngeren normal.

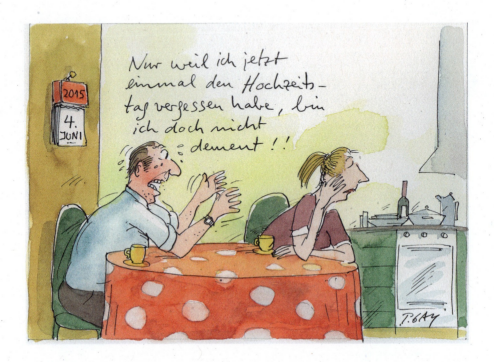

Wenn ich zurückblicke, würde ich mir wünschen, das zu wissen, was ich jetzt weiß. Aber ich denke, wir hätten alle ein bisschen mehr Initiative zeigen können und mit meiner Mutter eher zu einem Arzt gehen sollen. Alle anderen bemerkten, dass mit meiner Mutter etwas nicht stimmte, nur ich realisierte es nicht. In der Wohnung war immer alles tipptopp sauber und alles stand an seinem richtigen Fleck. Wir Kinder mussten früher auch immer alles wieder dorthin räumen, wo wir es hergeholt hatten. Als ich eines Tages wieder einmal meine Mutter besuchte, dachte ich, ich wäre in das Haus von irgendjemand anderem eingedrungen. Überall war Dreck und Krempel. Es war besorgniserregend!
Kathrin H.

2   **Schwierigkeiten beim Planen und Problemlösen**
Es fällt schwer, gewohnte Aufgaben zu verrichten. Für Betroffene ist es mühsam, mit Zahlen umzugehen, Preise zu vergleichen oder Rechnungen zu begleichen. Auch müssen sie sich sehr konzentrieren, eine Mahlzeit nach einem eigentlich altbekannten Rezept Schritt für Schritt zuzubereiten.

Eher altersbedingte Veränderung
Die Aufmerksamkeit auf eine Sache zu richten und konzentriert zu bleiben, fällt im Alter schwerer. Es besteht kein Grund zur Sorge, wenn gelegentlich Fehler passieren.

3   **Probleme mit gewohnten Tätigkeiten**
An Demenz erkrankte Menschen benötigen für alltägliche Dinge nicht nur sehr viel mehr Zeit als früher, sondern auch Unterstützung bei Tätigkeiten, die sie bisher allein bewältigen konnten. Außerdem kommt es vor, dass sie den Weg zu bekannten Orten nicht mehr finden, unsicher beim Autofahren sind oder sich plötzlich nicht mehr an die Regeln des Lieblingsspiels erinnern.

Eher altersbedingte Veränderung
Im Alter fällt es schwerer, verschiedene Aufgaben gleichzeitig zu erledigen.

Auch für Routinetätigkeiten wird mehr Zeit benötigt. Doch selbst wenn man sich manchmal Unterstützung wünscht, ist man nicht auf fremde Hilfe angewiesen.

4   **Räumliche und zeitliche Orientierungsprobleme**
Menschen mit Demenz fällt es schwer, sich das aktuelle Datum zu merken. Vielleicht können sie auch die Jahreszeit nicht richtig einordnen. Das Zeitgefühl geht ihnen ebenso verloren wie das Verständnis für Ereignisse, die nicht unmittelbar passieren, sondern erst zukünftig stattfinden sollen. Auch der Orientierungssinn ist getrübt: Oft wissen an Demenz erkrankte Menschen nicht, wo sie sind oder wie sie an diesen Ort gelangt sind.

Eher altersbedingte Veränderung
Es kommt immer wieder vor, dass man sich im Datum oder bei der Uhrzeit irrt. Auch ist es normal, hin und wieder den richtigen Weg nicht sofort zu finden und erst über Umwege am Ziel anzukommen.

5   **Wahrnehmungsstörungen**
Störungen des Geruchssinns sind ein sehr frühes Warnzeichen für eine beginnende Demenz. Dies kann sich auch dadurch äußern, dass jede Speise fade

schmeckt. Seh- und Hörstörungen können ebenso wie Gleichgewichtsprobleme Hinweise auf eine beginnende Demenz sein. Außerdem fällt es Menschen mit Demenz schwer, Entfernungen einzuschätzen oder Farben und Kontraste zu erkennen, was zum Beispiel zu einem Fehlverhalten beim Autofahren führen kann.

Eher altersbedingte Veränderung
Hör- und Sehminderungen nehmen im Alter zu. Diese können durch Seh- beziehungsweise Hörhilfen ausgeglichen werden. Auch ein harmloser Schnupfen kann Ursache dafür sein, dass das Essen fade schmeckt.

6 Sprach- und Schreibschwäche
Es fällt ungewöhnlich schwer, einem Gespräch zu folgen oder sich daran zu beteiligen. Vielleicht halten Betroffene mitten im Gespräch inne und haben keine Idee, wie sie das Gespräch fortsetzen können, oder wiederholen sich. Sie haben Mühe, die richtigen Worte zu finden oder einen bekannten Gegenstand zu benennen. Auch dauert das Schreiben von kurzen Briefen oder Nachrichten ungewöhnlich lange. Es passieren viele Fehler, obwohl früher immer stilsicher geschrieben wurde.

Eher altersbedingte Veränderung
Gelegentlich fällt es schwer, das passende Wort zu finden oder sich präzise auszudrücken.

7 Verlegen von Gegenständen
Es werden häufig Dinge verloren oder Gegenstände an ungewöhnliche Stellen gelegt; nach langer Suche findet sich die Geldbörse dann vielleicht im Kühlschrank (wo sie länger frisch bleibt). Betroffenen ist es nicht mehr möglich, gedanklich die Schritte bis zu jener Stelle zurückzugehen, wo sie den Gegenstand das letzte Mal in der Hand hielten. Ersatzhalber werden andere verdächtigt, diesen versteckt oder gar gestohlen zu haben.

Eher altersbedingte Veränderung
Jeder verlegt von Zeit zu Zeit Gegenstände, findet diese aber meist wieder. Vielleicht kann man sich nur nicht mehr erinnern, wo Brille oder Schlüssel hingelegt wurde, weil man abgelenkt war und mehrere Dinge gleichzeitig erledigen wollte.

8 Eingeschränktes Urteilsvermögen
Die Fähigkeit, eine Situation richtig zu beurteilen und Entscheidungen zu treffen, nimmt ab. Menschen mit Demenz haben Probleme, mit Geld umzugehen,

sich angemessen zu bekleiden oder zu entscheiden, wie sie sich als Verkehrsteilnehmer an einer Kreuzung verhalten sollen. Manchmal werden Lebensmittel oder Bekleidung in großen Mengen gehortet.

Eher altersbedingte Veränderung
Es kann immer mal passieren, dass man eine Situation falsch einschätzt. Grundsätzlich ist man aber doch in der Lage, die Entscheidung auch wieder zu korrigieren.

9 **Rückzug aus dem sozialen Leben**
Weil es schwer fällt, einem Gespräch zu folgen oder sich daran zu beteiligen, werden soziale Kontakte vernachlässigt. Unsicherheiten bei der Orientierung führen dazu, neue Umgebungen oder unbekannte Personen zu meiden. Betroffene ziehen sich von Freunden zurück, gehen ihren Interessen nicht mehr nach und zeigen sich unmotiviert, sich an sozialen Aktivitäten zu beteiligen.

Eher altersbedingte Veränderung
Man kann hin und wieder auch der Aktivitäten überdrüssig werden, die man sonst lange und leidenschaftlich betrieben hat.

10 **Persönlichkeits- und Verhaltensänderungen**
Kennzeichnend sind tiefgreifende Veränderungen von Charakterzügen und Verhaltensweisen. Es treten rasche Gemütsschwankungen auf, ohne dass ein Grund ersichtlich ist. An Demenz erkrankte Menschen sind häufig verwirrt, misstrauisch oder depressiv. Abseits vom vertrauten Zuhause, Freunden oder dem gewohnten Umfeld sind sie schnell verunsichert und reagieren gereizt.

Eher altersbedingte Veränderung
Manchmal fühlt man sich irritiert oder gereizt, wenn die tägliche Routine gestört wird, kann den Konflikt aber lösen.

Was ist zu tun, wenn Sie bei einem Angehörigen Veränderungen bemerken?
Wenn bei einem Familienangehörigen oder nahen Bekannten einige der zehn Warnzeichen bemerkt werden, können Sie versuchen, mit der oder dem Betroffenen in Ruhe darüber zu sprechen, damit sie oder er einen Termin mit dem Hausarzt vereinbart. Der Arzt wird untersuchen, inwieweit tatsächlich Gedächtnis- und Denkstörungen vorliegen. Alternativ kann auch direkt eine Gedächtnisambulanz aufgesucht werden, die es an vielen Kliniken gibt. Eine frühzeitige ärztli-

che, am besten fachärztliche Diagnose ist wichtig, weil vielleicht nur eine Form einer gut behandelbaren Pseudodemenz vorliegt.

→ **WICHTIG** Von einer Eigendiagnose wird grundsätzlich abgeraten!

Vielleicht ist es keine Demenz?

Demenz ist keine klar umrissene Erkrankung, sondern ein Sammelbegriff für eine Vielzahl von verschiedenen Erkrankungen mit Symptomen wie Vergesslichkeit, Sprachstörungen, Störungen des Orientierungssinns und Persönlichkeitsveränderungen. Bei vielen anderen Erkrankungen treten wiederum ähnliche Symptome wie bei einer Demenz auf. Die sogenannten sekundären Demenzen oder Pseudodemenzen umfassen eine große Gruppe von Erkrankungen, die durch andere körperliche Erkrankungen hervorgerufen werden. Diese sind oftmals behandelbar, weswegen eine genaue Untersuchung des körperlichen und geistigen Zustands sehr wichtig ist. Für eine genaue Diagnose müssen verschiedene Untersuchungen durchgeführt werden (Notwendige Untersuchungen → **Seite 40**).

Schätzungsweise jeder siebte von Gedächtnis- oder Denkstörungen betroffene Mensch weist zusätzlich eine andere körperliche Erkrankung auf, die die Merkfähigkeit beeinträchtigt. Zu den häufigsten gehören zum Beispiel eine (nicht) diagnostizierte Depression, eine nicht erkannte Hörminderung, eine nicht erkannte Schilddrüsenerkrankung oder Diabetes.

Verwirrtheit, Wahnvorstellungen und Halluzinationen können auch infolge von Vitamin- oder Wassermangel auftreten, der besonders für alte Menschen lebensbedrohlich sein kann. Die Neigung zur Austrocknung, fachsprachlich Dehydratation oder Exsikkose genannt, tritt bei Älteren recht häufig auf, weil sie infolge eines verminderten Durstempfindens oft zu wenig trinken. Ursachen für den Abbau geistiger Fähigkeiten können aber auch (Neben-)Wirkungen von Medikamenten, Giften oder Drogen sein.

Wenn die Grunderkrankung und der Mangel behandelt werden, Giftstoffe das Gehirn nicht mehr belasten, Infektionen und Verletzungen ausgeheilt sind, normalisiert sich meist auch die geistige Leistungsfähigkeit.

 GUT ZU WISSEN

Pseudodemenz

Jeder Siebte mit Gedächtnis- oder Denkstörungen leidet an einer Pseudodemenz, die bei fachgerechter Diagnose meist erfolgreich behandelt und oft geheilt werden kann.

Ist eine frühe Diagnose sinnvoll?

Die Antwort könnte nicht klarer ausfallen: Wenn Sie als sorgende Angehörige bestimmte Warnzeichen bemerken (→ Seite 33), dann sollten Sie nicht abwarten, sondern baldmöglichst gemeinsam mit der oder dem Betroffenen ärztlichen Rat einholen. Die Diagnose sollte in einem frühen Stadium erfolgen, weil eine Grunderkrankung vorliegen könnte, die behandelt werden kann.

Wenn die Symptome Ihres Angehörigen tatsächlich auf eine Demenz zurückzuführen sind, können Sie frühzeitig Hilfe in Anspruch nehmen. Gerade im Anfangsstadium gibt es einige Behandlungsmöglichkeiten, die positiv auf Gedächtnisverlust und Alltagskompetenz wirken, dadurch die Lebensqualität länger erhalten und die Pflegebedürftigkeit verzögern können. Außerdem sind die Betroffenen in der Frühphase meist noch fähig, rechtliche, finanzielle und medizinische Entscheidungen unabhängig von anderen zu treffen (Rechtliche Vorsorge → Seite 157). Zusammen mit Ihnen als sorgendem Angehörigen kann die Zukunft geplant und die Chance wahrgenommen werden, die Zeit intensiv zu nutzen, solange die Symptome noch mild ausgeprägt sind.

Hätten wir die korrekte Diagnose für meine Frau zwei Jahre früher gehabt, hätten wir mehr Zeit gehabt zum Planen und Dinge zu tun, die wir schon immer zusammen machen wollten.
Reinhold T.

Besuch beim Hausarzt

Die erste Anlaufstelle bei dem Verdacht auf eine Demenz sollte der vertraute Hausarzt der oder des Angehörigen sein. Der ausschlaggebende Vorteil gegenüber dem Besuch in einer Facharztpraxis oder Gedächtnisambulanz ist, dass bereits ein Vertrauensverhältnis besteht und die Ärztin oder der Arzt Ihre Angehörige in der Regel über viele Jahre kennt. Besonders bei einer beginnenden Demenz kann dieser besser einschätzen, ob es sich bei Ihrem Angehörigen nur um Vergesslichkeit oder ein wenig Schusseligkeit handelt, die akzeptabel für sein Alter sind oder ob sie bereits Anzeichen einer Demenz sein können.

→ **TIPP**
Wenn Ihnen als sorgendem Angehörigen Symptome auffallen, möchten Sie verständlicherweise gern wissen, woran der Ehemann oder die Mutter leidet. Trotz der besonderen Situation steht

Ihrem verständlichen Interesse die **ärztliche Schweigepflicht** entgegen. Ärzte dürfen Dritten eine Diagnose nur dann mitteilen, wenn der Patient damit einverstanden ist oder eine entsprechende Vollmacht vorliegt. Die Schweigepflicht reicht sogar so weit, dass ein Arzt ohne Einverständnis seines Patienten Dritten gegenüber noch nicht einmal mitteilen darf, ob jemand sein Patient ist oder nicht.

Falls sich die oder der Betroffene einverstanden zeigt, ist es für den Arzt und sie oder ihn durchaus sinnvoll, den Befund, dessen absehbare Folgen und Therapiemöglichkeiten zusammen mit Ihnen zu besprechen.

Die Diagnose einer Demenz ist eine komplexe Angelegenheit. Die Diagnoseverfahren, die einer Hausärztin zur Verfügung stehen, sind oft auf die Anamnese, Gedächtnistests und Blutuntersuchungen beschränkt. Spätestens wenn Medikamente nötig sind, die zur Behandlung psychischer Erkrankungen verschrieben werden, zum Beispiel Psychopharmaka wie Antidepressiva und Neuroleptika, sollten Sie eine zweite ärztliche Meinung einholen. Sie sollten dann auf eine Überweisung zu einem Facharzt bestehen, beispielsweise zu einer Neurologin oder einem Psychiater. Diesen ist aufgrund ihrer speziellen Kenntnisse, wie Gehirn und Gedächtnis funktionieren, und zusätzlicher Diagnoseverfahren eine differenziertere Beurteilung möglich. Wenn niedergelassene Fachärzte nicht in der Nähe erreichbar sind, sind Gedächtnisambulanzen oder -sprechstunden sowie Kliniken mit spezialisierten Abteilungen wie zum Beispiel einer Geriatrie oder einer Gerontopsychiatrie mögliche Alternativen.

Notwendige Untersuchungen

Eine Demenz wird in einer Art Ausschlussverfahren diagnostiziert. Bei dem ersten Gespräch mit der oder dem Angehörigen wird sich die Ärztin erkundigen, seit wann die Symptome auftreten. Möglicherweise wird sie auch Sie befragen, welche Veränderungen Ihnen aufgefallen sind und ob Sie diese zeitlich eingrenzen können. Auch die Familiengeschichte kann einen wichtigen Anhaltspunkt für die Diagnose geben. Anhand der Untersuchung der geistigen Verfassung, die aus einfachen Fragen und Aufgaben besteht, kann der Arzt mit etwas Erfahrung bereits einschätzen, ob eine Demenz vorliegen könnte.

→ **TIPP**
Diagnostische Maßnahmen dürfen nur mit dem Einverständnis der oder des Betroffenen vorgenommen werden. Wenn sie oder er der Untersuchung

Die richtige Diagnose ist jetzt wichtig!

nicht mehr zustimmen kann, ist eine Vollmacht erforderlich, um stellvertretend die Einwilligung zu geben. Deshalb ist es wichtig, frühzeitig eine Vorsorgevollmacht zu erstellen (→ **Seite 158 ff.**).

Für eine Basisdiagnostik sind nicht alle der nachfolgenden Untersuchungen nötig. Welche letztlich durchgeführt werden, ist eine ärztliche Entscheidung.

1 Krankengeschichte (Anamnese)
Der Arzt wird Fragen zu biografischem und sozialem Hintergrund, Vorerkrankungen und aktuellen gesundheitlichen Problemen, Krankengeschichte der Familie, Medikamenteneinnahme sowie zu Problemen mit dem Gedächtnis, Denken oder Verhalten stellen. Gegebenenfalls werden auch Sie als Angehörige oder das Pflegepersonal durch den Arzt befragt (Fremdanamnese).

2 Körperliche Untersuchung
Die körperliche Untersuchung umfasst unter anderem eine Überprüfung der Herz- und Lungenfunktion, der Sinnesfunktionen und der Bewegungskoordination.

3 Kognitive Tests und neuropsychologische Untersuchungen
Kognitive Tests wie der Mini-Mental-Status-Test (MMST) werden durchgeführt, um das Kurzzeitgedächtnis sowie Aufnahme und längerfristiges Behalten neuer Informationen im Langzeitgedächtnis zu überprüfen. Häufig werden sie in Kombination mit dem Uhrentest (→ **Seite 42**) durchgeführt, um die Diagnose des kognitiven Tests zu bekräftigen. Außerdem werden Sprache, Aufmerksamkeit und die Fähigkeit, Probleme zu lösen, getestet. Manchmal ist eine detaillierte neuropsychologische Untersuchung nötig. Diese fachärztlichen Methoden decken alle wichtigen geistigen Funktionen einschließlich der allgemeinen Stimmung ab. Sie helfen dabei, Demenz von Altersvergesslichkeit, einer leichten kognitiven Störung oder einer Depression zu unterscheiden.
Beim Uhrentest (→ **Seite 42**) soll der Patient in einen Kreis das Uhrenzifferblatt und eine bestimmte Uhrzeit (im Beispiel 11.10 Uhr) zeichnen. Je nachdem, wie die Aufgabe durchgeführt wurde, gibt sie Hinweise auf visuell-räumliche Orientierungsprobleme. Die Art der Fehler gibt auch Hinweise zur Abgrenzung einer Demenz von anderen Krankheitsbildern. Zeichnet etwa

jemand trotz Nachfrage nur eine halbe Uhr von 12 bis 6 und findet er daran nichts Ungewöhnliches, so ist dies ein Hinweis darauf, dass der Patient seine linke Gesichtsfeldhälfte vernachlässigt – was wiederum eher auf einen zurückliegenden Schlaganfall als auf eine Demenz hindeutet.

4 Psychiatrische Befundung
Es sollen behandelbare psychische Erkrankungen erkannt und von einer Demenzerkrankung abgegrenzt werden, insbesondere Depressionen oder eine vorübergehende Störung des Bewusstseins und der Orientierung (Delir).

5 Laboruntersuchungen
Hierzu zählen Blut- und Urintests zur Feststellung von Krankheiten, die für kognitive Störungen und andere demenzielle Symptome verantwortlich sein könnten.

6 Liquor-Analyse („Nervenwasseruntersuchung")
Es wird die Konzentration des Amyloid-Proteins und des Tau-Proteins (Was passiert im Gehirn bei Alzheimer? → **Seite 25**) im Liquor (Nervenwasser) bestimmt. Die Analyse wird besonders bei Verdacht auf eine Alzheimer-Demenz durchgeführt oder wenn der geistige Abbauprozess sehr schnell fortschreitet.

7 Bildgebende Verfahren
Hinweise auf Hirnschädigungen geben Magnetresonanztomografie (MRT) oder Computertomografie (CT). Durch diese Verfahren können der Ort und das Ausmaß der Schädigung abgebildet und auch Tumore oder Blutgerinnsel im Gehirn als Ursachen für die Symptome ausgeschlossen werden. In Ausnahmefällen oder zur Feindiagnostik kann eine Positronen-Emissionstomografie

  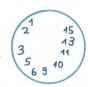 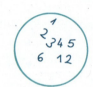

Uhrentest: Beispiele für Fehler im Verlauf einer Demenzerkrankung. Links: Hinweis auf beginnende Demenz. Rechts: Hinweis auf eine schwere Demenz.

(PET) zur bildlichen Darstellung von Amyloid-Plaques durchgeführt werden.

→ **TIPP**
Werden kognitive Tests mit Liquor-Analyse und Amyloid-PET-Scan kombiniert, ist eine zuverlässigere und frühe Alzheimer-Diagnose möglich.

→ **ACHTUNG**
Beim Gebrauch einer Diagnose-App kann es zu Fehldiagnosen kommen, die Patienten dann aus Angst nicht ärztlich überprüfen lassen. Das fatale Ergebnis der „Diagnose" kann bei dem Getesteten schwere psychische Probleme bis hin zu Suizidgedanken hervorrufen. **Die Diagnose Demenz gehört stets in die Hände spezialisierter neurologischer Fachärztinnen und -ärzte!**

Früherkennung per App?

Mit dem App-Hype auf Mobiltelefonen wurde eine große Anzahl von Softwarelösungen für alle möglichen Gesundheitsfragen entwickelt. Tatsächlich sind außerhalb des Diabetesmanagements nahezu sämtliche derzeit verfügbaren Apps oder Online-Tests nicht nach wissenschaftlichen Kriterien entwickelt worden. Sie haben daher keinen Zuverlässigkeitsnachweis, eine nur eingeschränkte Aussagekraft und ungenügenden Datenschutz. Daher sind sie nicht für die medizinische Diagnostik zugelassen, sondern lediglich als „Wellness"-, „Lifestyle"- oder eben Spielzeuganwendung anzusehen. **Keine App kann eine ärztliche Diagnose ersetzen!**

Der Verlauf einer Demenzerkrankung

Eine Demenzerkrankung beginnt mit einer leichten Vergesslichkeit und kann sich bis zur völligen Pflegebedürftigkeit entwickeln. Sie kann über viele Jahre symptomlos und unbemerkt bleiben. In den meisten Fällen geht ein Zustand voraus, in dem die Betroffenen nur leichtgradig beeinträchtigt sind. Außerdem werden die Leistungseinschränkungen und Verhaltensänderungen nicht allein durch das Ausmaß der Schädigung des Hirngewebes bestimmt, sondern auch durch den persönlichen Lebensstil und den Trainingszustand des Gehirns.

Eine Einteilung in Schweregrade gibt es nur bei Alzheimer-Demenz, wird durch Ärzte jedoch häufig auch bei der Einschätzung anderer Demenzformen angewendet. Sie orientiert sich am Grad der Selbstständigkeit und am Unterstützungsbedarf. Es werden drei Stadien unterschieden: das frühe Stadium, das mittlere Stadium und das späte oder auch fortgeschrittene Stadium.

Diese Stadien entsprechen jeweils einer leichtgradigen, mittelschweren und schweren Demenz. Da die Symptome im Allgemeinen allmählich fortschreiten, sind die Übergänge fließend.

Leichte kognitive Störung

Bei einer leichten kognitiven Störung oder **Mild Cognitive Impairment (MCI)** bestehen geringfügige Gedächtnisschwierigkeiten, die zwar von den Betroffenen, aber meist nicht von ihren Angehörigen und Bekannten wahrgenommen werden. Sie stellt einen Übergangsbereich zwischen normalem Altern und einer beginnenden Demenz dar. Teilweise sind Defizite bereits im Gedächtnistest nachweisbar. Die Kriterien für eine Demenzerkrankung sind jedoch nicht erfüllt, da der Alltag ohne Hilfe gemeistert werden kann. Die Jüngeren, die noch im Berufsleben stehen, sind durchaus arbeitsfähig. Möglicherweise können sie sich nicht mehr so gut konzentrieren oder sie arbeiten langsamer, was meist durch größere Anstrengung oder unbezahlte Arbeitszeit kompensiert wird. Für die Betroffenen und ihre Angehörigen ist die alles entscheidende Frage: Wird aus der Vergesslichkeit eine Demenz oder nicht? Denn nicht jede kognitive Schwäche hat eine Demenz zur Folge. Nur knapp die Hälfte entwickelt innerhalb von fünf Jahren eine Demenz.

Frühes Stadium

Die Betroffenen können sich neue Informationen nur noch sehr eingeschränkt merken, da diese nur unzuverlässig vom Kurzzeit- ins

 GUT ZU WISSEN

Tücken der Selbstdiagnose

Symptome, die auf eine Demenz hindeuten, sind häufig nicht eindeutig und können auch Anzeichen für andere Erkrankungen sein. Besonders im Alter können die Grenzen zusätzlich verschwimmen. Für eine gesicherte Demenz-Diagnose muss eine Vielzahl von Untersuchungen durchgeführt und fachlich bewertet werden. **Sie kann ausschließlich durch Ärzte gestellt werden.** Einen verlässlichen Test zur Selbstdiagnose einer Demenz gibt es nicht. DTC-Testkits oder Demenz-Früherkennungs-Apps können ergeben, dass ein statistisch erhöhtes Risiko für eine Demenzerkrankung vorliegt. Die erforderliche diagnostische Verlässlichkeit einer solchen Aussage können sie jedoch nicht gewährleisten.

Die richtige Diagnose ist jetzt wichtig!

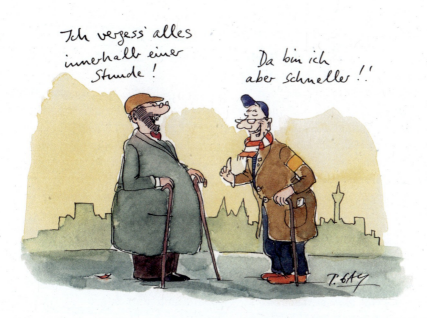

Langzeitgedächtnis übertragen werden. Das Langzeitgedächtnis ist aber nahezu unbeeinträchtigt: Was dort an Ereignissen und Gelerntem gespeichert ist, wird auch weiterhin erinnert.

Alltagsaufgaben können Betroffene gut allein bewältigen, bei schwierigeren Anforderungen brauchen sie aber zunehmend Unterstützung. Erste Schwierigkeiten treten bei der räumlichen Orientierung auf, wodurch besonders das Autofahren zur Herausforderung wird (siehe Fahrtauglichkeit überprüfen → **Seite 166 ff.**). Viele Betroffene merken natürlich, dass mit ihnen etwas nicht stimmt. Im frühen Stadium gelingt es ihnen meist noch, mit Hilfsmitteln wie Notizzetteln oder Tricks die Gedächtnislücken zu kaschieren. Später ziehen sie sich vielleicht auch gesellschaftlich zurück, um ungewohnte und peinliche Situationen zu vermeiden.

Mittleres Stadium
Spätestens in diesem Stadium werden die Symptome der Krankheit offensichtlich, denn neben dem Kurzzeitgedächtnis ist nun auch zunehmend das Langzeitgedächtnis betroffen. Menschen mit Demenz können sich immer weniger an wichtige Ereignisse ihres Lebens erinnern. Zunächst vergessen sie solche, die vergleichsweise kurz zurückliegen, wie der letzte Urlaub, die Geburt des jüngsten Enkels oder die reichliche Weinernte des vergangenen Jahres. Erinnerungen aus der

Jetzt, wo ich mich etwas mit der Alzheimerkrankheit beschäftigt habe und mir die Urlaubsfotos von vor neun Jahren ansehe, bemerke ich, dass es da schon angefangen haben muss. Meine Mutter sieht darauf abwesend aus oder verhielt sich kindlich. Ich erinnere mich auch, dass sie ihr T-Shirt erst wechselte, nachdem wir sie darauf hingewiesen haben. Das war überhaupt nicht ihre Art. Meine Mutter war sehr aktiv und extrem reinlich. Außerdem hatte sie im Urlaub immer einen ganzen Stapel Bücher mit. Sie war eine schnelle Leserin. In diesem Urlaub brauchte sie viel länger; sie hat nicht einmal eins ganz geschafft. Das waren aus meiner heutigen Sicht die ersten Anzeichen der Demenz. Ich habe aber nicht einmal entfernt daran gedacht, dass sie krank sein könnte.
Sabine T.

Jugend und Kindheit bleiben hingegen lange erhalten.

Betroffene haben oft Wortfindungsstörungen und können nicht mehr flüssig sprechen. Ebenso fällt es ihnen zunehmend schwerer, sich zeitlich und räumlich zu orientieren. Betreuung und Unterstützung sind bei allen alltäglichen Aufgaben erforderlich. Die Orientierungs- und Hilflosigkeit kann in Misstrauen, Gereiztheit oder Aggression umschlagen (siehe auch Herausforderndes Verhalten → **Seite 101**).

Meine Mutter hat auf ihrem Nachttisch ein dickes Fotoalbum liegen, mit Fotos aus ihrer Kindheit und Jugend. Wenn wir uns gemeinsam das Album anschauen, ist sie glücklich. Sie erzählt immer und immer die gleichen Geschichten in einer Weise, als wäre sie wieder ein Mädchen und würde alles in diesem Moment erleben. Sie lebt jetzt sehr in ihrer Kindheit.
Sabine T.

Spätes Stadium

Im späten Krankheitsstadium benötigen Betroffene stete und umfassende Versorgung und Betreuung. Das Gedächtnis ist schwer beeinträchtigt, sodass sie selbst Familienmitglieder nicht mehr erkennen.

Mein Mann wird mir immer fremder. – Er ist zwar da, aber nicht mehr der Mensch, den ich kannte und liebte.
Ruth F.

In dieser Phase verschwinden auch die Erinnerungen an lang zurückliegende Ereignisse der Kindheit und Jugendzeit. Es kommt zu schweren Veränderungen der Persönlichkeit und dem Verlust typischer Charakterzüge. Oftmals wirken die Erkrankten teilnahmslos und depressiv. Den Betroffenen fällt es schwer zu sprechen oder sie können sich gar nicht mehr in Worten ausdrücken.

Sie verstehen auch nicht mehr die Bedeutung von dem, was man ihnen sagt. Die Orientierung geht komplett verloren, sodass sie sich auch zu Hause nicht mehr zurechtfinden. Bewegungsabläufe sind gestört; selbst das Gehen wird „verlernt". Alltägliche Handlungsabläufe wie bei der Körperpflege können nicht mehr ohne Hilfe ausgeführt werden. In diesem Stadium sind die Betroffenen häufig bettlägerig. Eine besondere Gefahr bergen daher Infektionen, insbesondere die Lungenentzündung.

Nach der Diagnose

Die Diagnose „Demenz" ist ein Schock für alle Betroffenen – den an Demenz erkrankten Menschen und Sie als sorgende Angehörige. Vielleicht spüren Sie den Boden unter Ihren Füßen wanken, Ihre Zukunftsplanung gerät durcheinander und unlösbar erscheinen die Herausforderungen, die im Alltag auf Sie zukommen. Es schwirren unzählige Fragen durch Ihren Kopf wie: Was ist als Erstes zu tun? Welche Formalitäten sind nun zu erledigen? Wie werden Nachbarn und Freunde reagieren? Was wird sich alles verändern?

Manche Angehörige berichten jedoch auch von Erleichterung. Denn die Diagnose bringt Klarheit. Es ist nun sicher – die bei dem Partner, den Eltern oder einer engen Freundin beobachteten Verhaltensänderungen, unerklärbaren Stimmungsschwankungen, häufiger werdenden Missverständnisse und der plötzliche Bruch mit guten Gewohnheiten sind keine vorübergehenden Marotten. All diese Veränderungen lassen sich auf die demenzielle Erkrankung zurückführen. Die Ursache für die Vernachlässigung von Interessen und der Rückzug von Freunden kann jetzt benannt werden.

Sie sollten, soweit es Ihnen möglich ist, offensiv mit der Diagnose umgehen und nicht lange zögern, andere Familienmitglieder, Freunde und Nachbarn einzuweihen. Es kann Ihnen helfen, Ihre Gedanken zu ordnen und über Ihre Sorgen zu reden. Aber auch alle anderen können sich besser auf die neue Situation einstellen und die Handlungen und Reaktionen der oder des an Demenz erkrankten Angehörigen besser einordnen.

Sie sollten Entscheidungen nicht überstürzen. Andererseits sollten wichtige Entscheidungen auch nicht auf die lange Bank geschoben werden, da die geistigen Fähigkeiten eines an Demenz erkrankten Menschen immer weiter schwinden. Zum Zeitpunkt einer frühen Diagnose ist die oder der Betroffene meist noch voll urteils- und entscheidungsfähig, rechtlich also voll geschäftsfähig. Damit besteht für sie oder ihn die Möglichkeit, Verfügungen und persönliche Wünsche schriftlich niederzulegen. Darin sollte festgelegt werden, wer später die rechtliche Vertretung übernimmt. Auch über

Auf die Diagnose reagierte ich traurig, aber auch erleichtert. Traurig, weil ich nun wusste, was mir bevorstand. Erleichterung verspürte ich, weil ich nun Schritte unternehmen kann, um mich auf die Veränderungen in meinem Leben vorzubereiten. Ich finde es wichtig, frühzeitig die Diagnose zuzulassen, auch wenn man Angst davor hat.
Sveta K.

> **GUT ZU WISSEN**
>
> Über Versorgungsangebote informieren:
> → Pflegestützpunkte
> → Deutsche Alzheimergesellschaft und Selbsthilfegruppen
> → Regionale Demenznetzwerke
> → Wohlfahrtsverbände, insbesondere durch die Pflegeberatung
> → Sozial- und Gesundheitsamt
> → Gerontopsychiatrische und Sozialpsychiatrische Zentren
>
> Wichtige Adressen finden Sie im Anhang
> → **Seite 186**.

die künftige medizinische Behandlung kann die oder der Betroffene selbst verfügen. Vielleicht hat sie oder er bestimmte Vorstellungen, wie sie oder er gepflegt werden möchte, wenn das Leben allein zu Hause nicht mehr möglich ist. Aber auch Sie als Angehörige sollten sich rechtzeitig überlegen, in welchem Umfang Sie gegebenenfalls die Pflege übernehmen wollen oder können.

→ **TIPP**
Zu den „in gesunden Tagen" zu treffenden Vorsorgeentscheidungen und -verfügungen gehören
→ Vorsorgevollmachten und
→ Patientenverfügungen (Rechtliche Vorsorge → **Seite 157**) sowie
→ Pflegeentscheidungen → **Seite 159**.

All diese Entscheidungen sollten möglichst gemeinsam getroffen werden, nachdem sich mit der Familie, dem Hausarzt und Freunden besprochen wurde. Danach können die Verfügungen und Wünsche schriftlich festgehalten werden. An Demenz erkrankte Menschen sollten so früh wie möglich professionelle Unterstützung in Anspruch nehmen. Es gibt zahlreiche Beratungsangebote vor Ort oder im Internet, um sich über Demenz zu informieren. Kompetente Anlaufstellen finden Sie im Anhang unter Wichtige Adressen
→ **Seite 186**.

Daneben bieten Ihnen Selbsthilfegruppen für an Demenz erkrankte Menschen, aber auch für deren Angehörige die Möglichkeit, mit anderen ins Gespräch zu kommen, die sich in einer ähnlichen Situation befinden.

Ein Austausch untereinander kann zur Verarbeitung des Erlebten beitragen. Fragen nach „Wie soll es weitergehen?" oder „Was kann ich tun?" werden auch dort umfassend beraten. Viele nutzen das Angebot, um über ihre Sorgen, aber auch über ermutigende Erfahrungen zu sprechen. In der Regel werden die Gruppen von einer Fachkraft geleitet und begleitet.

Junge Menschen mit Demenz

Demenzerkrankungen treten nur selten im jungen Alter auf. Zwischen 45 und 65 Jahren ist etwa jeder Tausendste betroffen. In Deutschland wird die Anzahl der an Demenz erkrankten Menschen in dieser Altersklasse auf 20.000 bis 24.000 geschätzt. Weil Demenzen im jungen Alter eher ungewöhnlich sind, ist der Weg zur Diagnose oft lang und schwierig – und das trotz klarer Demenzsymptome. So kann wertvolle Zeit verloren gehen, um frühzeitig mit geeigneten Therapien dem Verlust von Gedächtnis und Alltagskompetenz entgegenzuwirken.

Während im höheren Lebensalter zwei von drei Menschen mit Demenz an Alzheimer leiden, sind Jüngere seltener betroffen. Stattdessen wird bei ihnen öfter eine Frontotemporale Demenz (Frontotemporale Demenz → **Seite 31**) festgestellt. Die Betroffenen zeigen im Anfangsstadium – für eine Demenz untypisch – keine auffälligen Gedächtnislücken, sondern vor allem Veränderungen

Ich war in der Schulstunde und eines Tages stand ich vor der Klasse und erzählte den Stoff, den ich Jahr für Jahr für Jahr lehrte. Ich fragte meine Schüler etwas, und wie aus heiterem Himmel konnte ich mich nicht mehr an die Antwort erinnern, berichtet der inzwischen berentete Berufsschullehrer. Doch das war erst der Anfang. Er geriet zunehmend in Panik, da er immer öfter den Lehrstoff vergaß, den er jahrelang gelehrt hat. Er erzählte einem engen Freund von den Vorfällen; zusammen gingen sie zum Arzt. Zunächst konnte er die Demenz-Diagnose nicht glauben. Er war doch erst 58 Jahre alt!
Gunnar J.

von persönlichen Charakterzügen. Sie fallen häufig durch der Situation unangemessenes Verhalten auf, das von anderen als taktlos oder maßlos empfunden wird – oder durch Antriebslosigkeit.

Der Anteil der erblichen Varianten der Alzheimerkrankheit ist im jüngeren Lebensalter ebenfalls deutlich höher als bei älteren Menschen. Aber auch eine Vielzahl seltener neurologischer Erkrankungen kann zu einer frühen Demenz führen.

Bei früh auftretenden Demenzen stehen Betroffene oft noch im Arbeitsleben und sind sozial gut vernetzt, fühlen sich aber zunehmend durch die Arbeit überfordert (Dement und mitten im Berufsleben → Seite 163). So fällt es ihnen zunächst schwerer, sich im Beruf durchzusetzen oder sich auf eine konkrete Aufgabe zu konzentrieren. Sie fühlen sich zunehmend orientierungslos. Damit verbunden kann selbst bei routinierten Arbeitsabläufen Versagensangst auftreten. Dies kann zu einer depressiven Verstimmung führen und mit einem nachlassenden Interesse am Beruf und einem Rückzug aus gesellschaftlichen Aktivitäten einhergehen. Angesichts des Lebensalters wird häufig zunächst an ein Burn-out-Syndrom als Reaktion auf permanenten Stress am Arbeitsplatz gedacht.

Eine früh einsetzende Demenz des Partners kann tiefgreifende Auswirkungen auf Ehe und Partnerschaft haben. Die gemeinsame Lebensplanung wird umgeworfen, da der Mensch mit Demenz zunehmend vom anderen abhängig wird. Bestehende finanzielle Verpflichtungen, wie die Rückzahlung eines Kredits, können den gesunden Partner schnell überfordern, während der Demenzbetroffene nicht oder nur noch beschränkt arbeitsfähig ist. Oft leben Kinder mit im Haushalt. Für sie ist es schwierig zu verstehen und zu akzeptieren, dass ein Elternteil an Demenz erkrankt ist. Auch sie brauchen Unterstützung, um zu lernen, wie sie damit umgehen können. Eine therapeutische Begleitung Ihrer Kinder und auch für Sie kann deshalb sehr sinnvoll sein (siehe Wichtige Adressen → Seite 186).

Unterstützung für junge Demenzkranke und ihre Angehörigen
Spezialisierte Angebote für diese Gruppe sind ausgesprochen rar. Junge Erkrankte und ihre Angehörigen können sich grundsätzlich bei allen Pflegestützpunkten, örtlichen Alzheimer-Gesellschaften und Beratungsstellen zur Demenz (siehe Wichtige Adressen → Seite 186) beraten lassen. Auch Entlastungsangebote zur individuellen Betreuung zu Hause (Entlastungsangebote → Seite 137) sollten so früh wie möglich in Anspruch genommen werden.

Junge Demenzkranke haben andere Bedürfnisse als ältere. Sie sind körperlich meist deutlich fitter als Erkrankte, die 20 oder 30 Jahre älter sind und interessieren sich für andere Themen, haben einen anderen Geschmack und Stil, bevorzugen andere Musik- und Kunstrichtungen.

Obwohl Selbsthilfe- und Therapiegruppen meist nicht auf junge Erkrankte spezialisiert sind, nehmen häufig auch jüngere Betroffene daran teil. In diesem Umfeld gibt es gute Erfahrungen mit der gemeinsamen Betreuung, wie das Beispiel des „DemenzNetz" im Kreis Minden-Lübbecke zeigt (siehe Wichtige Adressen → Seite 186). Die Initiatoren begannen zunächst tatsächlich mit einer Gruppe von fünf demenzkranken Männern, die jünger als 65 Jahre waren. Allerdings kamen sie bald zu der Einsicht, dass nicht das Alter, sondern das Krankheitsstadium für die

Art der Betreuung entscheidend ist. Als großer gemeinsamer Nenner erwies sich der Sport. Selbst wenn Betroffene in ihrem Leben nie Fußball gespielt oder geturnt haben, waren doch viele immer noch durch Aktivitäten wie Radfahren, Wandern oder Spazierengehen zu begeistern.

In Pflegeheimen leben meist nur ältere Pflegebedürftige. Eine Alternative können Einrichtungen für jüngere, psychisch Kranke sein. Auch ambulant betreute Wohn- und Hausgemeinschaften für Menschen mit Demenz stellen eine gute Möglichkeit dar, wenn die Versorgung Ihres Partners zu Hause nicht mehr möglich ist (Alternative Wohnformen → **Seite 146 ff.**).

Für **Hartmut Schilling** vom **Kontaktbüro „Pflegeselbsthilfe Frühdemenz"** im Kreis Minden-Lübbecke war die Begegnung mit einer betagten, aber sportlichen alten Dame ausschlaggebend, die Altersbeschränkung der jungen Gruppe aufzulösen: *Da kam eine Frau neu dazu, die war schon Anfang 80 und hat ein Leben lang Sport getrieben. Sie legte dann einfach so mal einen Spagat dahin und hat unsere jungen Kerle [geradezu] fertiggemacht. Die hatten zwar Kraft, aber längst nicht ihre Gelenkigkeit.* Ihm war ab diesem Tag klar: *Wir machen einen dicken Fehler, wenn wir die „Frühphase" auf „früh im Leben" beschränken. Alter ist relativ! Wenn eine 80-jährige Person mit beginnender Demenz ebenfalls körperlich fit ist, wieso sollte sie dann nicht an unseren Gruppenaktivitäten teilnehmen? Das ginge doch völlig am Bedarf vorbei!*

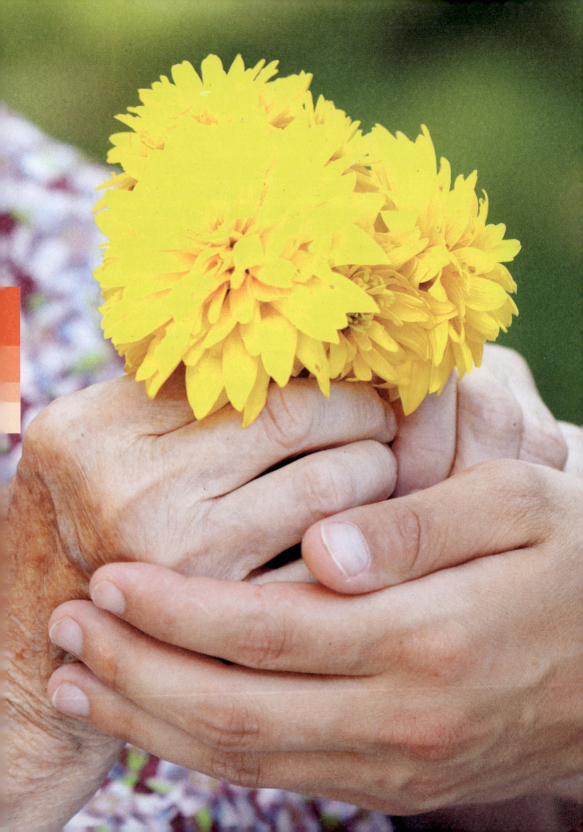

Die Behandlungsmöglichkeiten

Die derzeit verfügbaren Medikamente können die Abbauprozesse im Gehirn hinauszögern, aber nicht stoppen. Die ärztliche Behandlung sollte deswegen im Rahmen eines individuellen Gesamtkonzepts erfolgen. Dabei sind nicht-medikamentöse Therapien ein grundlegender und bedeutsamer Bestandteil, um Betroffene gezielt zu unterstützen und zu fördern.

Die Demenzforschung befindet sich in einer paradoxen Situation: Misserfolgen bei der medikamentösen Therapie stehen mit überzogenen Erwartungen verbundene Erfolgsmeldungen in Sachen Frühdiagnostik gegenüber. Weil zahlreiche Medikamentenstudien enttäuschten, haben sich einige große Pharmafirmen, die auf diesem Gebiet forschen, aus der Entwicklung von Medikamenten zur Behandlung einer Demenz zurückgezogen. Die Hauptgründe sind, dass noch immer die molekularen Ursachen für den Untergang der Nervenzellen im Gehirn weitgehend unverstanden sind und geschädigte oder bereits abgestorbene Nervenzellen in der Regel nicht erneuert werden können.

Neben Medikamenten gibt es zahlreiche nicht-medikamentöse Behandlungsmöglichkeiten, die die Situation Ihres Angehörigen und somit auch die Ihre erleichtern, aber Sie auch direkt bei der Pflege unterstützen (Nicht-medikamentöse Therapien → **Seite 61**). Besonders im frühen Stadium der Erkrankung sind diese vergleichbar wirksam. Bei Symptomen, die nicht direkt Gedächtnisstörungen betreffen, wie bei aggressivem Verhalten und Unruhe, sind nicht-medikamentöse Maßnahmen häufig sogar wirksamer als Medikamente. In diesen Fällen wird empfohlen, die Therapiemöglichkeiten zu nutzen und die Medikamentengabe daran anzupassen.

Die Behandlung erfolgt im Rahmen eines Gesamtkonzepts, das individuell auf den Menschen mit Demenz abgestimmt wird. Von Ärzten wird außerdem empfohlen, dass auch Sie als pflegende Angehörige bei einer nicht-medikamentösen Therapie mit einbezogen werden, um den Behandlungserfolg zu verbessern, beispielsweise bei einer Ergo- oder Musiktherapie. Wenn vom behandelnden Arzt keine unterstützenden Therapien empfohlen werden, sprechen Sie ihn direkt darauf an.

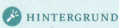 HINTERGRUND

Wirkstoffforschung

Medikamente, die den Untergang von Nervenzellen verlangsamen sollen, werden gegenwärtig in teils großen klinischen Studien erprobt. Neue Wirkstoffe sollen verhindern, dass Amyloid-Plaques entstehen, Tau-Proteine sich zusammenlagern oder der Botenstoff Glutamat in zu großer Menge ausgeschüttet wird. Andere Ansätze zielen darauf, im Gehirn bereits entstandene Amyloid-Plaques wieder aufzulösen.

Für einen Antikörper namens „Aducanumab" hatte die Firma Biogen im Juli 2020 einen Zulassungsantrag bei der US-Arzneimittelbehörde FDA gestellt. Dieses Medikament soll die Ablagerungen im Gehirn abbauen und verhindern, dass neue Plaques entstehen.

Im März 2019 war die zugehörige klinische Studie zwar mit der Begründung abgebrochen worden, dass der primäre Endpunkt (nämlich die deutliche Verringerung der Amyloid-Plaques im Gehirn) nicht erreicht werden könne. Im Oktober 2019 hatte Biogen jedoch die Öffentlichkeit mit der Mitteilung überrascht, dass sich bei einer Untergruppe der Studienteilnehmer unter hoher Aducanumab-Dosierung doch ein Behandlungserfolg eingestellt habe. Allerdings konnte auch bei diesen Patienten die Alzheimerkrankheit durch die Behandlung mit dem neuen Wirkstoff weder geheilt noch der Krankheitsverlauf gestoppt werden. Lediglich eine leichte Verzögerung der geistigen Einbußen schien damit möglich zu sein.

Im Juni 2021 hat die FDA Aducanumab dann doch zugelassen. Fachkreise waren über diese Entscheidung überrascht, weil zehn von elf Gutachten, auf die sich die Behörde stützte, keinen Beweis für die tatsächliche Wirksamkeit des Medikaments sahen. In aller Regel folgt die FDA diesem Expertenvotum. Aber Aducanumab ließ sie in einem beschleunigten Verfahren zu, verbunden mit der Auflage, den Wirksamkeitsnachweis zu einem späteren Zeitpunkt vorzulegen.

Ein Durchbruch in der Entwicklung von Medikamenten, mit denen die Ursache einer Demenz gezielt angegangen werden könnte, ist gegenwärtig nicht in Sicht. Doch es gibt einige Wirkstoffe, die besonders im Anfangsstadium das Fortschreiten der Symptome hinauszögern und damit den Krankheitsverlauf positiv beeinflussen. Bei einer fortgeschrittenen Demenz geht es dann vor allem darum, die Selbstständigkeit der oder des Erkrankten im Alltag zu erhalten und somit eine Pflegebedürftigkeit hinauszuzögern.

Medikamentöse Therapien

→ **TIPP**
- Viele Medikamente sind nur dann ausreichend wirksam, wenn sie nach ärztlicher Vorschrift regelmäßig eingenommen werden.
- Im Frühstadium der Demenzerkrankung genügt meist eine regelmäßige Aufforderung, die Medikamente zur richtigen Zeit einzunehmen.
- Denk- oder Notizzettel, ein Alarmwecker und die Aufbewahrung am stets gleichen Platz sind im frühen Stadium einer Demenz zusätzliche praktische Erinnerungshilfen.
- Im fortgeschrittenen Stadium ist bei der Einnahme der Medikamente Unterstützung nötig.
- Im fortgeschrittenen Stadium müssen Medikamente außer Reichweite des Demenzkranken aufbewahrt werden, damit diese nicht missbräuchlich oder falsch angewendet werden.
- Vor dem Essen bedeutet, dass die Tablette 30 Minuten bis eine Stunde vor der nächsten Mahlzeit eingenommen werden soll. Mit der Mahlzeit heißt, die Tablette zwischen zwei Happen zu schlucken. Und nach dem Essen, dass seit der letzten Mahlzeit mindestens zwei Stunden vergangen sein sollen.

Zur Behandlung verschiedener Demenzformen stehen unter anderem Acetylcholinesterase-Hemmer sowie der Glutamat-Rezeptor-Antagonist Memantin zur Verfügung. Auch ein Extrakt der Blätter der entwicklungsgeschichtlich uralten Baumart Ginkgo biloba wird häufig zur Behandlung von geistigen Störungen und Demenz eingesetzt.

Die nachfolgende Bewertung, wie gut Medikamente wirken und welche nicht-medikamentösen Therapien empfohlen werden, beruht weitgehend auf einer Leitlinie für Ärzte (S3-Leitlinie „Demenzen"). Sie wurde durch eine Gruppe von Experten der beteiligten ärztlichen Fachgesellschaften erstellt und basiert auf einer Vielzahl wissenschaftlicher Studien. Diese spiegeln den aktuellen Stand der klinischen Forschung wider. Aus den Studienergebnissen werden für behan-

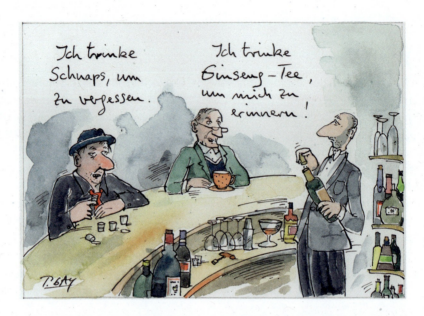

delnde Ärzte die Empfehlungen zur Diagnose und Therapie einer Demenzerkrankung abgeleitet.

Grundsätzlich sollte der Nutzen der Medikation mindestens halbjährlich mithilfe kognitiver Tests wie beispielsweise des Mini-Mental-Status-Tests (Kognitive Tests → Seite 41) überprüft und gegebenenfalls die Dosis angepasst werden. Besonders bei Kombination mehrerer Medikamente können jederzeit unvorhergesehene, teils auch schwere Nebenwirkungen auftreten.

Während des fortschreitenden Krankheitsverlaufs kommt es zunehmend auch zu körperlichen Einschränkungen. Neben motorischem Training, angeleitet durch Physio- oder Ergotherapie, zielt die Behandlung von Begleiterkrankungen auf eine Verbesserung der körperlichen Fähigkeiten ab, wodurch die oder der Erkrankte letztlich länger selbstbestimmt leben kann. Besonders häufig treten Begleitsymptome wie Depression, Apathie, Wahnvorstellungen, Unruhe und Aggression auf. Zur Milderung der Verhaltensänderungen werden Medikamente zur Stimmungsaufhellung (Antidepressiva) sowie Mittel zur Unterdrückung von Unruhe, Aggression oder Wahnvorstellungen (Neuroleptika) eingesetzt.

→ **TIPP**

Das Informationsblatt „Die medikamentöse Behandlung von Demenzerkrankungen" der Alzheimer-Gesellschaft erklärt Medikamente und ihre Dosierung.
https://www.deutsche-alzheimer.de
→ Unser Service → Informationsblätter

Antidementiva

Acetylcholinesterase-Hemmer – Behandlung einer leichten bis mittelschweren Demenz

Acetylcholinesterase-Hemmer begünstigen die durch Acetylcholin vermittelte Signalübertragung zwischen Nervenzellen. Dadurch werden die geistigen Funktionen verbessert, womit Alltagstätigkeiten leichter fallen und generell auch die Verhaltenssymptome positiv beeinflusst werden. Mit Ausnahme der Frontotemporalen Demenz stabilisiert sich mit diesem Medikament meist auch die geistige Leistungsfähigkeit bei Patienten, die an anderen Demenzformen leiden. Die Erkrankten sind in der Lage, alltägliche Aufgaben länger selbstständig zu meistern. Allerdings können Nebenwirkungen wie Übelkeit, Schwindel, Appetitlosigkeit, Durchfall, aber auch Herzrhythmusstörungen, Schlaflosigkeit und Erregungszustände den Abbruch der Behandlung erzwin-

---

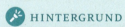 HINTERGRUND

Der Botenstoff Acetylcholin

Acetylcholin gehört zu den wichtigsten Botenstoffen (Neurotransmittern) bei der Signalübertragung in unsere Nervenbahnen in Gehirn und Rückenmark. Es ist beteiligt an Lern- und Denkprozessen und steuert die bewussten Bewegungen der Muskulatur.

Bei der Alzheimerkrankheit gehen einerseits durch eine lösliche Form des Amyloid-Proteins Nervenzellen zugrunde, die den Botenstoff bilden. Andererseits vermindert diese Amyloidform sowohl die Bildung als auch die Freisetzung von Acetylcholin in den synaptischen Spalt, während die Bildung und Freisetzung der Acetylcholinesterase, eines Enzyms, das Acetylcholin zerlegt und damit inaktiviert, ungestört weiterläuft. Zusammengenommen führt dies zu einer sehr niedrigen Konzentration von Acetylcholin im synaptischen Spalt, was wiederum die Signalweiterleitung beeinträchtigt (Abbildung Kommunizierende Nervenzellen → **Seite 14**).

Diesem Zustand wirken Medikamente entgegen, die das Enzym hemmen, da durch sie die Zahl der Acetylcholin-Moleküle, die das Enzym je Zeiteinheit spalten kann, vermindert wird. Neben Donepezil sind derzeit die synthetischen Hemmstoffe Galantamin und Rivastigmin zur Behandlung der leichten bis mittelschweren Alzheimer-Demenz zugelassen. Ein weiterer natürlicher Hemmstoff namens Huperzin-A aus Tannen-Bärlapp (Huperzia selago) wird gegenwärtig erprobt.

Nach der Demenzdiagnose bekam der Ehemann von Ruth F. Donepezil, ein Medikament zur Behandlung einer frühen oder mittleren Demenz. Obwohl sie zunächst skeptisch war, schien es doch gut zu wirken. Nach etwa zehn Monaten bekam mein Mann aber einen Krankheitsschub und er fand sich nicht mehr allein zurecht. Selbst einfache Dinge schien er vergessen zu haben. Mit der Dosiserhöhung wurde es eine Zeitlang wirklich besser. Aber es blieb nicht so. Es hat sich dann trotzdem weiter verschlechtert, wenn auch langsamer.
Ruth F.

gen. Eine Behandlung mit Hemmstoffen der Acetylcholinesterase ist eine rein symptomatische Therapie. An der Ursache, der fortschreitenden Zerstörung der Nervenzellen, kann sie nichts ändern.

Ginkgo biloba

Für die medizinische Anwendung wird ein Extrakt aus den Blättern des Ginkgo-Baumes genutzt, der hinsichtlich des Gehalts an erwünschten Wirkstoffen definiert ist. Giftige Bestandteile wie Ginkgotoxin dürfen nur in minimalen Mengen enthalten sein.

Als Arzneimittel zugelassen ist deshalb allein das hochdosierte Extrakt EGb761 zur Behandlung einer leichten bis mittelgradigen Demenz vom Alzheimer-Typ oder aber einer vaskulären Demenz. Dennoch ist die Datenlage hinsichtlich der Wirksamkeit widersprüchlich. Einige, aber nicht alle Studien zeigen, dass Ginkgo-Präparate, ähnlich Acetylcholinesterase-Hemmern, die geistige Leistungsfähigkeit und die Selbstständigkeit im Alltag länger erhalten.

Als bedeutsame Nebenwirkung kann bei einer angeborenen Blutgerinnungsstörung oder in Kombination mit Gerinnungshemmern wie Aspirin eine erhöhte Blutungsneigung auftreten. Außerdem sollen ginkgohaltige Arzneimittel bei Bestehen einer Epilepsie eher nicht verwendet werden, da bereits geringe Mengen an Ginkgotoxin direkt krampffördernd wirken können. Weitere Ginkgo-Bestandteile können zu einem beschleunigten Abbau von zur Behandlung einer Epilepsie verordneten Medikamenten führen und somit indirekt Krampfanfälle fördern.

Behandlung einer mittelschweren bis schweren Demenz

Ist die Demenz bereits fortgeschritten, wird bei Alzheimer-Patienten Memantin empfohlen. Es schützt Nervenzellen vor der störenden und schädlichen Dauerstimulation durch den Botenstoff Glutamat, der aus geschädigten benachbarten Nervenzellen freigesetzt wird.

Bei einer fortgeschrittenen Alzheimer-Demenz erhält Memantin die Lernfähigkeit und Alltagskompetenz erwiesenermaßen länger aufrecht. Bei der vaskulären Demenz

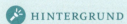

HINTERGRUND

Wie wirkt Memantin?

Um das Wirkungsprinzip dieses Medikaments zu verstehen, muss man einerseits wissen, dass Lernprozesse wesentlich auf dem Erkennen von gleichzeitigen (koinzidenten) Ereignissen beruhen. Bei Alzheimer-Patienten dagegen verweilt der auf das postsynaptische Neuron erregend wirkende Botenstoff Glutamat aus nur teilweise verstandenen Gründen zu lange im synaptischen Spalt (siehe Abbildung Kommunizierende Nervenzellen → **Seite 14**). Dies führt dazu, dass das postsynaptische Neuron dauererregt wird, wodurch wiederum die an der Informationsverknüpfung beteiligten Nervenzellen nicht mehr als „Koinzidenzdetektor" funktionieren können. Über längere Zeit führt das Dauerfeuer dann dazu, dass die Nervenzellen eine Art Erschöpfungstod sterben. Memantin blockiert dosisabhängig die Glutamat-Rezeptoren des postsynaptischen Neurons größtenteils und dämpft damit deutlich deren Dauererregung. Wenn nun das präsynaptische Neuron infolge eines real empfangenen Signals feuert, so führt dies im synaptischen Spalt zu einem weiteren, aber nur kurz andauernden Konzentrationsanstieg von Glutamat. Damit haben die zusätzlichen Glutamat-Moleküle eine statistische Chance, an den durch Memantin nicht blockierten Teil der Glutamat-Rezeptoren anzudocken und das reale Signal, das sonst im Dauerfeuer untergangen wäre, an das postsynaptische Neuron durchzustellen.

und der Lewy-Körperchen-Demenz gibt es Hinweise darauf, dass Memantin ebenfalls wirksam ist. Allerdings gibt es hierfür noch keine ausreichenden Daten aus klinischen Studien, die die Wirksamkeit beweisen. Als Nebenwirkungen können, ähnlich den Acetylcholinesterase-Hemmern, Schwindel, Kopfschmerzen, erhöhter Blutdruck und Schlafstörungen auftreten.

→ **ACHTUNG**

Eine Behandlung mit Antidementiva für Menschen mit einer leichten kognitiven Störung (MCI → **Seite 44**) wird von Experten **nicht empfohlen**. Bei einigen Betroffenen könnte damit zwar in einer frühen Phase in den Krankheitsprozess eingegriffen werden. Allerdings entwickelt nur etwa jeder Zweite von ihnen innerhalb der folgenden Jahre eine Demenz. Würden Menschen mit MCI grundsätzlich mit Antidementiva behandelt, nähme man damit in Kauf, dass ein hoher Anteil von Betroffenen behandelt wird, der nie eine Demenz entwickelt hätte. Stattdessen sollte eine fördernde, nicht-medikamentöse Therapie im Vordergrund stehen (Nicht-medikamentöse Therapien → **Seite 61**).

Antidepressiva

Wenn die Diagnose „Demenz" feststeht, reagieren viele Betroffene schon allein aufgrund der belastenden Perspektiven depressiv oder depressiv verstimmt. Aber auch der Untergang von Nervenzellen kann Ursache für eine Depression sein, wenn nämlich auch solche Neurone untergehen, die die Botenstoffe Serotonin und Noradrenalin produzieren. Diese beiden Neurotransmitter wirken wie Dopamin stimulierend und können Glücksgefühle hervorrufen. Antidepressiva wie zum Beispiel Sertralin und Citalopram wirken dem Mangel entgegen.

Derzeit wird diskutiert, ob eine medikamentöse Behandlung von Depressionen das Demenzrisiko eher erhöht oder sogar senkt. Antidepressiva könnten einerseits die Funktion bestimmter Hirnzellen schädigen. Andererseits können sie aber auch die lange Zeit bestrittene Neubildung von Nervenzellen anregen oder Entzündungsreaktionen hemmen und damit die geistige Leistungsfähigkeit verbessern. Mit fachärztlicher Unterstützung gilt es, erwünschten Nutzen und mögliche Nebenwirkungen im Einzelfall gegeneinander abzuwägen und darauf individuell abzustimmen.

Neuroleptika

Neuroleptika werden häufig dann verschrieben, wenn die Verhaltensauffälligkeiten sehr ausgeprägt sind und für den an Demenz erkrankten Menschen oder seine Angehörigen eine große Belastung darstellen. Ebenso werden sie bei Halluzinationen und Wahnvorstellungen verordnet, die auf andere Weise nicht beeinflussbar sind. Neuroleptika wie Risperidon, Melperon und Pipamperon unterdrücken diese Symptome. Sie hemmen die Wirkung des dafür verantwortlichen Botenstoffs Dopamin, indem sie die Dopamin-Rezeptoren, also die Andockstellen für den Botenstoff Dopamin im synaptischen Spalt der Nervenzellen, blockieren. Diese Medikamente können starke unerwünschte Nebenwirkungen haben. Da die Gefahr besteht, dass sowohl der Abbau geistiger Fähigkeiten beschleunigt wird als auch die Patienten früher sterben, soll die Behandlung mit der geringstmöglichen Dosis und über einen möglichst kurzen Zeitraum erfolgen. Der Behandlungsverlauf muss engmaschig durch einen Arzt oder eine Ärztin kontrolliert werden.

→ **ACHTUNG**
Bei Patienten mit Lewy-Körperchen-Demenz oder einer Parkinson-Demenz dürfen klassische Neuroleptika nicht eingesetzt werden, da sie die Parkinson-Symptomatik verstärken und Bewusstseinsstörungen (Halluzinationen und Wahnvorstellungen) sowie andere schwere Nebenwirkungen auslösen können.

Generell sollten Medikamente mit sedierender Wirkung vermieden werden, die zum Beispiel zum Einsatz kommen, um Demenzkranke mit herausforderndem Verhalten (Herausforderndes Verhalten → **Seite 101**) ruhigzustellen. Eine Ruhigstellung (Sedierung) vermindert die verbliebene geistige Leistungsfähigkeit nochmals. Neben der Sturzgefahr erhöht sich damit letztendlich auch das Risiko, pflegebedürftig zu werden. In der Regel muss vor der Gabe solcher Medikamente eine Einwilligung des Patienten oder eines bevollmächtigten Vertreters vorliegen.

Andere Therapeutika
Vitaminpräparate oder mit Omega-3-Fettsäuren, Aminosäuren und Vitaminen angereicherte diätische Lebensmittel zeigen keine belegbaren Wirkungen, die den Verfall geistiger Fähigkeiten hinauszögern könnten. Ebenfalls aufgrund unzureichend nachgewiesener Wirksamkeit werden Hormonersatztherapien, Aspirin und nicht-steroidale Entzündungshemmer oder das Antidementivum Piracetam von Experten nicht empfohlen.

Nicht-medikamentöse Therapien

Die nicht-medikamentösen Therapien sind unverzichtbarer Bestandteil der Demenzbehandlung. Sie haben ebenfalls das Ziel, den Verlust der geistigen Fähigkeiten zu verzögern, die Selbstständigkeit im Alltag so lange wie möglich zu erhalten und die Lebensqualität zu erhöhen. Die Angebote sind vielfältig: So gehören zum Beispiel Gedächtnis- und Sprachübungen, das Training des Orientierungsvermögens, praktische und künstlerische Betätigungen, Musik, Tanz und Bewegungsprogramme essenziell zu einer an Förderung orientierten Behandlung von an Demenz erkrankten Menschen dazu. Nicht zu vergessen ist auch die durch freundliche Berührung, Tiere oder Humor vermittelte empathische Zuwendung.

Allerdings eignet sich nicht jeder Therapieansatz für jeden Patienten. Er wird individuell auf die an Demenz erkrankte Person abgestimmt und berücksichtigt die Schwere der geistigen und körperlichen Einschränkungen. Auch die Biografie und Wünsche der oder des Betroffenen sollten in die Entschei-

HINTERGRUND

Medikamentenstudien

Es wird weiterhin an Arzneimitteln geforscht, um die Alzheimerkrankheit und andere Demenzformen heilen zu können. Damit vielversprechende Wirkstoffe als Arzneimittel zugelassen werden können, müssen langjährige klinische Studien mit einer großen Zahl Patienten durchgeführt werden. Nichteinwilligungsfähige Patienten, wie es Menschen mit Demenz in einem fortgeschrittenen Stadium sind, sind durch das Gesetz besonders geschützt. Sie dürfen grundsätzlich nur in eine Studie einbezogen werden, wenn sie im Vorfeld – bei Vollbesitz ihrer geistigen Kräfte – nach umfassender ärztlicher Aufklärung in die klinische Prüfung eingewilligt haben.

Betroffene mit einer beginnenden Demenz, die an einer zukünftigen klinischen Studie teilnehmen möchten, können also ihre für die Forschung wertvolle Zustimmung nur so lange geben, wie sie noch voll geschäftsfähig sind. Diese Absicht sollte in der Patientenverfügung niedergeschrieben werden (Patientenverfügung → **Seite 161**).

dung einbezogen werden. Diejenigen, die beispielsweise nie Nähe zu einem Haustier hatten, können sich in dieser neuen Lebenssituation durch ein Tier eher belästigt fühlen – was dann nicht zum Wohlbefinden, sondern zur Missstimmung führen würde. Wichtig ist, dass der an Demenz erkrankte Mensch weder körperlich noch geistig oder emotional überfordert oder belastet wird. Stattdessen sollen Erfolgserlebnisse ermöglicht werden.

Besonders bei beginnender Demenz können Therapiemaßnahmen wie Gedächtnistraining, Ergotherapie und Bewegung die Lebensqualität von Betroffenen über Jahre verbessern und letztlich die Pflegebedürftigkeit hinauszögern.

Bei einer leicht- bis mittelgradigen Demenz stehen Gedächtnis- und Aufmerksam-

 GUT ZU WISSEN

Erfolg: Nicht immer sofort

Nicht-medikamentöse Therapien sind im Vergleich zur Behandlung mit Medikamenten nebenwirkungs- und risikoarm. Besonders künstlerische und sensorische Therapien zeigen oft eine rasche Wirkung, weshalb sie bei Betroffenen wie Angehörigen beliebt sind. Demgegenüber stellen sich Erfolge bei den „übenden Verfahren", wie beispielsweise Gedächtnistraining und Ergotherapie zur Förderung der Alltagskompetenz, erst bei kontinuierlicher Anwendung über mehrere Wochen ein.

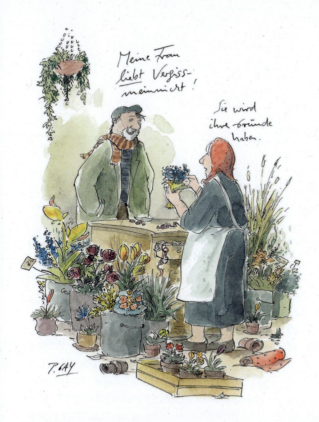

keitstraining sowie Sprachübungen im Vordergrund. Dazu zählen auch Betreuungsangebote, bei denen gemeinsam gesungen und musiziert, Theater gespielt oder über gegenwärtige und vergangene Ereignisse gesprochen wird. In „Sinnesgärten" wird zum Gärtnern eingeladen und gleichzeitig zum Erleben aller verfügbaren Sinne. Außerdem werden die Betroffenen durch Ergotherapie unterstützt, damit sie möglichst lange in alltäglichen Dingen selbstständig bleiben und zu Hause wohnen, aber auch besser an Freizeitaktivitäten teilnehmen können.

Bei mittelgradiger und schwerer Demenz bewirken Aromatherapie, Musik und entspannende multisensorische Verfahren (sogenanntes Snoezelen) eine emotionale Aktivierung von sonst unzugänglich gewordenen Gedächtnisspuren. Sie können nicht nur beleben und die Stimmung aufhellen, sondern auch beruhigend bei aggressiven Stimmungen wirken. Das gilt insbesondere für Menschen mit Demenz, die sich nicht mehr oder nur mit Mühe mündlich äußern können und auch den Sinn von Sätzen und Wörtern nicht mehr richtig verstehen.

Für alle Schweregrade der Demenz werden Rehasport und Ergotherapie empfohlen. Alltagsfunktionen, Beweglichkeit, der Umgang mit Hilfsmitteln und körperliche Bewegung werden dadurch eingeübt und trainiert. Durch Gedächtnisübungen genauso wie durch Musiktherapie können autobiografische, insbesondere emotional positiv besetzte alte Erinnerungen aktiviert werden, was wiederum günstige Wirkungen auf die

Heinz Schwirten, Übungsleiter für Rehasport Neurologie beim Behinderten- und Rehabilitationssport-Verband Nordrhein-Westfalen

Ich begann zu erkennen, dass auch Menschen mit großen Einschränkungen, die im Rollstuhl sitzen, natürlich im Rahmen ihrer Möglichkeiten, für Bewegung durchaus zu gewinnen sind, indem ich mich ihnen zuwende. Dies erlebte ich bei einer Teilnehmerin, die in der ersten Übungsstunde unbeweglich, starr blickend im Rollstuhl saß und der nun plötzlich ein Lächeln über ihr Gesicht huschte und die ihren Fuß zu drehen begann oder ihre Arme hochriss. Ich war ganz angetan von der Aktivität, die ich ihr entlocken konnte. Ähnliches passierte mit einer sonst eher zur Aggression neigenden Teilnehmerin, der ich unter Zuhilfenahme von Mimik und Gestik einen Redondo-Ball [Ball aus weichem Kunststoff] in die Hände gab, den sie dann, mich nachahmend, mit den Fingern knetete oder anschließend von einer Hand zur anderen beförderte und dabei lächelte. Mir ging das Herz im wahrsten Sinn des Wortes auf!

geistige Leistung und das Wohlbefinden hat. Im weiteren Sinn gehört auch das gemeinsame Anlegen und Betrachten eines Erinnerungs- oder Familienfotoalbums (Erinnerungsalbum anlegen → **Seite 96**) dazu, mit dem verschollen geglaubte Erinnerungen aus dem Altgedächtnis wieder hervorgerufen werden können.

Der Madeleine-Effekt – der Duft der Erinnerung

Im Roman „Auf der Suche nach der verlorenen Zeit" von Marcel Proust bietet die Mutter ihrem an einem trüben Wintertag durchfroren nach Hause kommenden Jungen eine Tasse Tee mit Madeleines an. Der zarte Geschmack zum Tee ruft unerwartete Empfindungen, ein unerhörtes Glücksgefühl hervor, dessen Ursprung ihm zunächst verborgen bleibt. Indem er dem Sinneserleben nachgeht, versucht er das dazugehörige Bild aus seinem Gedächtnis zu holen, und es gelingt: Ihm öffnet sich gedanklich die Tür zu einem glücklichen Kindheitserlebnis, die deutliche Erinnerung daran, wie seine Tante Léonie sonntagmorgens Madeleines in ihren schwarzen oder Lindenblütentee tauchte und ihm zu probieren gab.

Ähnlich empfindsam reagieren viele Demenzkranke auf Düfte und Gerüche, die sie aus ihrer persönlichen Lebensgeschichte kennen. Denn emotionale Verbindungswege führen immer noch zu Inseln der Erinnerung, die durch die krankheitsbedingte Ausdünnung der neuronalen Vernetzung auf keinem anderen Weg mehr zugänglich sind. Doch nicht allein autobiografisch tief vernetzte Geruchsspuren haben bei der Belebung des Altgedächtnisses eine Bedeutung.

Musik lockt aus dem Labyrinth des Vergessens

Auch wenn vieles in Vergessenheit geraten ist – Musik aus der Kindheit und Jugend wird noch lange erinnert. Musiktherapeuten nutzen diese Fähigkeit, um die Betroffenen aus ihrer Isolation herauszuholen. Einen besonderen Raum nimmt die ganz persönliche Lieblingsmusik der oder des Betroffenen ein. Menschen, die desorientiert, einsam, rast- und ruhelos erscheinen, werden durch die Musik erreicht und sind auf einmal wieder präsent. Menschen, die sonst kaum noch sprechen, fangen an zu singen. Auch hier ist es so, als würden einsame Orte durch den Reiz der Musik assoziativ über Nebenstraßen und Schleichwege wieder zugänglich.

Meine Frau erkennt mich zeitweise nicht mehr. Doch wenn sie dann die Musik hört, zu der wir tanzten, als wir uns kennenlernten, beginnt sie zu erzählen. Es scheint, als würde sie durch ihre Musik für einen Moment aus ihrer Isolation geholt. Wir sollten Menschen mit Demenz häufiger ihre Musik anbieten.
Reinhold T.

Kunst berührt

Macht es Menschen mit Demenz Freude, sich künstlerisch zu betätigen? Dann ist Kunst eine gute Möglichkeit, Krankheitssymptome zu mildern und das Leben zu erleichtern und zu bereichern. Die US-amerikanische Künstlerin Lee Krasner beschrieb den positiven Effekt der Malerei so: „Die Malerei lässt sich nicht vom Leben trennen. Es ist eins. Es ist als würde man fragen: Will ich leben? Meine Antwort ist Ja – und ich male."

Kreatives Schaffen und künstlerische Werke wecken Emotionen und Erinnerungen – auch bei Menschen, die mit Kunst im engeren Sinn nichts zu tun hatten oder haben. Auf dieses Potenzial greifen Kunsttherapeuten bei ihrer Arbeit mit Demenzkranken zurück. Durch Kunst gelingt es auch ihnen wieder, sich auszudrücken und mit ihrer Umwelt zu interagieren. Das geschieht oft auch auf nonverbale Weise, denn künstlerisches Schaffen bedarf keiner großen Worte. Dabei ist das gemalte Bild oder das getöpferte Gefäß gewissermaßen das Medium zur Verständigung, mit dem sich Demenzbetroffene ausdrücken können. Die Therapie beruhigt, wenn sie emotional aufgewühlt sind. Gleichzeitig sind sie nicht nur passive Konsumenten, sondern erschaffen – zusammen mit anderen oder allein – ein Kunstwerk. Das motiviert und erhöht das Selbstwertgefühl bei denen, die täglich mit ihren Defiziten konfrontiert sind. Es zeigen sich häufig stärkere positive Effekte, wenn bei dem kreativen Schaffen nicht allein das Werk im Mittelpunkt steht, sondern sich biografische Zugänge finden lassen oder wenn mehrere Sinnesebenen angesprochen werden, beispielsweise Malen zu Musik oder angeregt durch Düfte.

Ebenso verhält es sich mit der Betrachtung von Kunst, weil Kunstwerke – ähnlich wie Geruchsempfindungen oder Musik – subtil in tiefere Bewusstseinsschichten vordringen. Die noch recht innovative Therapieform der museumsbasierten Angebote für Menschen mit Demenz wird zumeist von Kunstmuseen initiiert. Die Führungen sind speziell auf ihre Bedürfnisse abgestimmt. Beispielsweise werden dort nur wenige, dafür dann aber klar strukturierte Kunstwerke vorgeführt.

Mit Humor geht es leichter

Darf man an Demenz erkrankten Menschen mit Humor begegnen? Kann man eigentlich noch lachen, wenn man an Demenz erkrankt ist? Man sollte es zumindest versuchen, einfach weil es mit Humor immer wieder möglich ist, unangenehme Situationen zu entspannen – oder Betroffene dadurch aus ihrer Isolation herauszuholen.

Therapie mit Tieren

Tieren nahe zu sein, sie zu beobachten und zu streicheln, kann Interesse, Zuneigung und Erinnerungen wecken. Betroffene werden

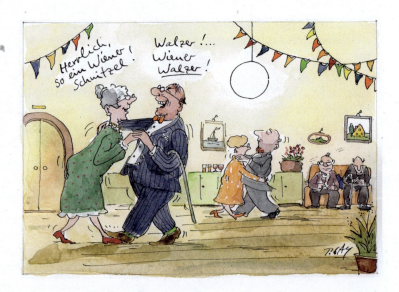

GUT ZU WISSEN

Beispiele für kreativtherapeutische Projekte

Aufhorchen: Von Musikern, Kindern und Chören werden Lieder auf CD aufgenommen, die die Generation der Betroffenen kennt und liebt. Alle Titel liegen in einer Mitsing-Version vor.
www.demenz-aufhorchen.com

ARTEMIS: Im Städel-Museum in Frankfurt am Main trifft interaktive Kunstvermittlung auf Kunsttherapie. Angeregt durch einen geführten Museumsrundgang können Betroffene anschließend zusammen mit ihren Angehörigen im Atelier ihr künstlerisches Potenzial entdecken oder auch wiederfinden.
www.staedelmuseum.de

Lehmbruck-Museum: Führungen für Menschen mit Demenz oder Gedächtnis- und Orientierungsproblemen: Kunstvermittlerinnen des Museums moderieren, regen an und lassen den Teilnehmern vor allem viel Zeit.
https://lehmbruckmuseum.de
Viele Kunst- und Stadtmuseen bieten ebenfalls Führungen oder andere Angebote für Menschen mit Demenz an. Fragen Sie in Ihrem Museum vor Ort nach oder nutzen Sie das Internet.

„Wir tanzen wieder!" und „Der Flur tanzt!": Diese Initiativen bringen Menschen mit und ohne Demenz auf das Parkett. Die Teilnehmer erinnern sich wieder an vergessene Lieder und Rhythmen.
- www.wir-tanzen-wieder.de
- https://caritas.erzbistum-koeln.de/anstifter-bonn/unsere_projekte/wir_tanzen_wieder/
- https://alter-pflege-demenz-nrw.de

Tanzcafés: Immer mehr örtliche Alzheimer-Gesellschaften bieten Tanzcafés für Demenzkranke und ihre Angehörigen an. Auch Betroffene, die nicht mehr sicher auf den Beinen sind, können oft noch teilnehmen, wenn sie durch ihren Partner über das Parkett geführt (und somit im Arm oder an der Hand gehalten) werden.
www.deutsche-alzheimer.de, Suchwort Tanzcafé

Man darf nicht nur lachen, man muss! Das tut nämlich gut. Ich weiß, es ist ein schmaler Grat, sich über einen Demenzpatienten zu amüsieren, ohne ihn dabei vorzuführen. Aber Lachen ist gesund. Ich lache bis heute oft über Martha. Sie redet Quatsch, ich lache, sie fragt, wieso lachst du? Ich sage, wegen dir natürlich. Und sie: Hahaha, ich bin einfach so lustig.
Martina B.

Ähnlich denkt auch der Arzt und Kabarettist Dr. Eckart von Hirschhausen, der in Bonn die Stiftung „Humor hilft Heilen" (HHH) gründete: *Über alle Sinne, die noch offen sind, können Reize von außen etwas tief im Inneren hervorkitzeln. Maßgeblich gelingt das über Berührung, Humor und Musik.*

lebhafter in Sprache, Mimik und Gestik und können ihre Emotionen zeigen. Dadurch fühlen sie sich weniger isoliert, werden selbstsicherer und lassen wieder mehr Nähe zu. Ist es den an Demenz erkrankten Menschen außerdem möglich, die Tiere mit zu versorgen, können sie eine sinnvolle und befriedigende Aufgabe übernehmen. Studien zeigen auch, dass sich der Umgang mit Tieren positiv auf die Interaktion von Menschen mit Demenz auswirkt. Trotz kognitiver Einschränkungen können Ressourcen aktiviert und kommunikative Prozesse angestoßen

werden (siehe dazu auch Stations- oder Besuchstiere → **Seite 153**).

Doch nicht in jeder Betreuungsform ist eine Tiertherapie möglich. Alternativ bietet sich der Einsatz von sogenannten emotionalen Robotern an, die in der Lage sind, das Verhalten lebendiger Tiere nachzuahmen. Der positive Einfluss solcher niedlichen „Kuschelroboter" auf Kommunikation, Stimmung und Wohlbefinden von Demenzkranken und Menschen, die aufgrund ihrer Krankheit in sich gekehrt sind, konnte in Studien demonstriert werden. Obwohl deren Einsatz kontrovers diskutiert wird, werden sie bereits in einigen Pflegeeinrichtungen eingesetzt. Ein „emotionaler Roboter" kann jedoch kein Ersatz für menschliche Zuwendung sein, sondern bleibt eine therapeutische Krücke.

Schulung von Angehörigen

Die Einbindung von pflegenden Angehörigen durch Anleitung und Schulung fördert den Erfolg von Begleittherapien beträchtlich, obwohl sie eher indirekt bei den Betroffenen ansetzen. Beispielsweise hat Ergotherapie unter Einbeziehung der Bezugspersonen sowohl positive Auswirkungen auf die Selbstständigkeit der an Demenz erkrankten Menschen als auch auf das Wohlbefinden von pflegenden Angehörigen.

Im Verlauf der Erkrankung nimmt die verbale Kommunikation ab. In einem Kommunikationstraining erfahren pflegende Angehörige, wie Körperhaltung, Mimik und Gestik zur Kommunikation eingesetzt werden können, um der oder dem an Demenz erkrankten Angehörigen auf emotionaler Ebene zu begegnen und zu verstehen. In speziellen Kursen wird neben dem Wissen darüber, was herausforderndes Verhalten verursacht, auch ein Repertoire an Möglichkeiten vermittelt, wie dem begegnet werden kann (Herausforderndes Verhalten → **Seite 101**). Die Schulungen und Anregungen sind vielfältig und werden unter anderem auch für Gedächtnistraining, Musik- oder Erinnerungstherapie angeboten. Ansprechpartner, die darüber informieren, welche Kurse vor Ort angeboten werden, sind örtliche Alzheimer Gesellschaften, Demenznetzwerke und Pflegestützpunkte (Wichtige Adressen → **Seite 186**).

→ **TIPP**

Auch der Cartoonist Peter Gaymann möchte mit Humor um Verständnis für Menschen mit Demenz werben: Er spricht deshalb von „Demensch". Ihnen mit menschenfreundlichem Humor unvoreingenommener zu begegnen – dazu will er mit seinen Cartoons anregen. Seit 2013 erscheinen sie im DEMENSCH-Kalender – einige finden sich auch in diesem Ratgeber.

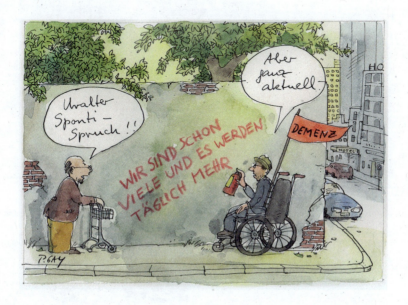

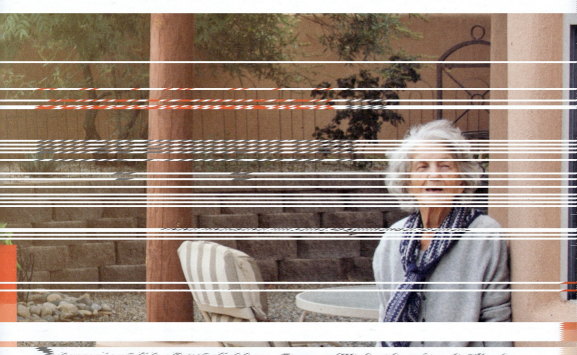

Tagesplan

Ein organisierter Tagesplan könnte zum Beispiel so aussehen:

8.00 Uhr Der Pflegedienst hilft bei der Körperpflege, bereitet das Frühstück vor und kontrolliert die Medikamenteneinnahme.
10.00 Uhr Spaziergang im Grünen oder Einkauf mit einer Alltagsbegleiterin. Sofern notwendig, hilft sie auch dabei, gemeinsam mit dem an Demenz erkrankten Menschen Ordnung im Haushalt zu halten.
12.00 Uhr Eine Nachbarin bringt das Mittagessen vorbei und hält ein Schwätzchen.
14.30 Uhr Ein mobiler Dienst der Gemeinde übernimmt die Fahrten zum Treffpunkt.
18.30 Uhr Der Pflegedienst bereitet das Abendbrot zu und kontrolliert die Medikamenteneinnahme.
21.30 Uhr Ein Angehöriger ruft an, erkundigt sich, wie der Tag verlaufen ist und erinnert ans Zubettgehen.

Es ist hart, nicht mehr Herr seiner Sinne zu sein und viele Dinge nicht mehr allein tun zu können. Das kann man sich nicht schönreden. Wenn man sich helfen lassen muss, wo man sich sagt: Das hast du doch immer gekonnt! ist das nicht ganz so einfach.
Gunnar J.

Alle Termine sollten gut lesbar, eventuell auch mit Bildern oder Piktogrammen versehen, in einen Wochenplan eingetragen werden. Sinnvoll ist es, diesen an einem gut sichtbaren Ort aufzuhängen. Eine solche Stelle wäre beispielsweise die Küchen- oder Kühlschranktür. Genauso klar wie der Tag strukturiert werden sollte, können auch für die Woche wiederkehrende Aktivitäten geplant werden. Die Regelmäßigkeit kann es den Betroffenen erleichtern, selbst ohne den Blick in den Kalender die einzelnen Wochentage voneinander zu unterscheiden.

Feste, Jahreszeiten und Rituale sind ebenfalls ein wichtiger Anker für Betroffene. Durch sie wird in regelmäßigen Abständen die Erinnerung an familiäre oder regionale Traditionen aufgefrischt. Dies stärkt die zeitliche Orientierung und vermittelt Sicherheit. Traditionen, die an bestimmte Jahreszeiten gebunden sind, sollten Sie als pflegende Angehörige deswegen aufrechterhalten oder wiederbeleben sowie die wiederkehrenden

Wochenplan

Wiederkehrende Aktivitäten werden jeweils am gleichen Wochentag eingeplant.

Beispiel für einen Wochenplan

Der Montag beginnt sportlich
vormittags	Bewegungs- und Gleichgewichtstraining in Gemeinschaft mit anderen
abends	Tochter ruft an

Dienstags kommt Besuch
vormittags	Einkaufen im Laden um die Ecke
nachmittags	Kaffeetrinken mit Werner und Annelie

Mittwochs wird gekocht, was schmeckt
vormittags	Zusammen mit Alltagsbegleiter auf Wochenmarkt einkaufen, Essen vorbereiten helfen, Tisch dekorieren mit buntem Gemüse
mittags	Das Lieblingsgericht wird serviert – es schmeckt zusammen mit den anderen.

Donnerstag ist Ausflugstag
ganz- oder halbtägig	Sportvormittag oder Kunstnachmittag, Demenzgruppe

Freitag ist Haushaltstag
vormittags	Zusammen Wäsche waschen, aufhängen und sortieren
nachmittags	Zusammen das Treppenhaus putzen oder den Hof kehren

Samstag ist Badetag
morgens	Frische Brötchen und eine Zeitung beim Bäcker kaufen
abends	Schaumbad

Sonntag ist Familientag
nachmittags	Kaffeetrinken
abends	Spielerunde oder Lesestunde

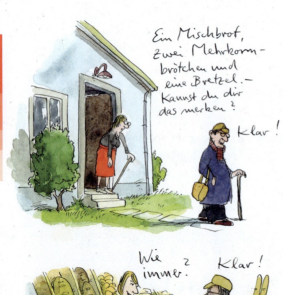

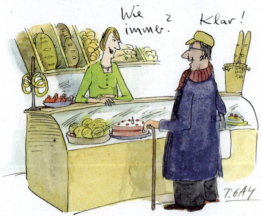

Feste gemeinsam vorbereiten und feiern. Sie können die Jahreszeiten beispielsweise versinnbildlichen durch: Frühlingssträuße binden und Sträucher schmücken – Mittsommertanz und rote Früchte einkochen – Pilze suchen und herbstbunte Blätter sammeln – Plätzchen backen und Winterspaziergang. Ihrer Fantasie sind keine Grenzen gesetzt.

Komplexe Aufgaben vereinfachen

Wenn möglich, sollten Sie als pflegende Angehörige komplexe Aufgaben vereinfachen oder reduzieren. So kann mit einem geschriebenen Einkaufszettel in der einen Hand und dem Einkaufskorb in der anderen ein Mensch auch mit einer fortgeschrittenen Demenz noch im Lebensmittelladen um die Ecke oder beim Bäcker, dem seit 20 Jahren die Treue gehalten wurde, einkaufen gehen.

Durch die regelmäßige Wiederholung gewohnter Tätigkeiten können diese Fähigkeiten länger erhalten bleiben. Deswegen sollten Sie es vermeiden, der oder dem an Demenz erkrankten Angehörigen alles abnehmen zu wollen, nur damit es schneller geht und vielleicht besser gelingt.

Menschen mit Demenz sollten keinesfalls unterfordert, aber auch nicht überfordert, sondern ihren Fähigkeiten entsprechend eingebunden werden. Noch etwas zu

> *Ich fühle mich überfürsorglich durch meinen Mann betreut, ja oft bevormundet. Er denkt, dass es so das Beste für mich ist. Aber ich kann doch so viel allein tun, bei dem ich keine Hilfe brauche. Deswegen spreche ich mit ihm darüber. Ich versuche ihm klarzumachen, wie ich mich fühle, wenn er so mit mir umgeht.*
>
> Sveta K.

können, stärkt ihr Selbstwertgefühl und das Gefühl, gebraucht zu werden.

Werden Handlungen in Routinen eingebaut und wichtige Gegenstände an festgelegten Orten abgelegt, können Betroffene im Alltag auch ohne den Rückgriff auf bewusste Gedächtnisinhalte selbstständig sein. Zusätzlich kann die Einbettung bestimmter Aktivitäten in Rituale die Orientierung erleichtern. Wie im beispielhaften Wochenplan (Alltag strukturieren → Seite 73) ist samstags Badetag. Die gedankliche Verknüpfung wird dadurch vertieft, indem das ausgiebige Bad je nach Vorliebe von aromatischem Duft oder einer ganz bestimmten Musik begleitet wird.

Die Wohnumgebung anpassen

Das Wohnumfeld des Menschen mit Demenz sollte so gestaltet sein, dass es Orientierung und Sicherheit bietet. Bereits kleine Veränderungen können die Wohnsituation für Sie als pflegende Angehörige und auch Ihren an Demenz erkrankten Angehörigen deutlich verbessern. Dabei gilt „Alles in Maßen" und „Alles zu seiner Zeit": Es sollte nicht zu viel gleichzeitig anders gemacht werden, denn zu rasche oder zu gravierende Umgestaltungen können Menschen mit Demenz leicht verunsichern. Bevor Veränderungen vorgenommen werden, sollte auch bedacht werden, ob diese im individuellen Fall wirklich sinnvoll und notwendig sind.

Ordnungssysteme und Sichtbarmachen von Informationen

Eine bessere Ordnung in Wohnung oder Haus dient der Orientierung. Die gewohnte Umgebung sollte aber nicht allzu sehr verändert und die bisherige, bekannte Ordnung weitgehend beibehalten werden.

Deshalb folgen hier einige Ideen für zweckmäßige und sinnvolle Umgestaltungen in den verschiedenen Bereichen des Wohnens. Oft sind es kleine Dinge, die das Leben entscheidend erleichtern können.

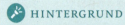

HINTERGRUND

Wohnumfeldverbessernde Maßnahmen

Die Pflegekasse kann für Pflegebedürftige ab Pflegegrad 1 auf formlosen Antrag einen Zuschuss von bis zu 4.000 Euro für Anpassungsmaßnahmen zahlen, um einen Wohnraum zu schaffen, der eine selbstständige Lebensführung von Pflegebedürftigen ermöglicht. Unterstützt werden außerdem Maßnahmen, die die häusliche Pflege erleichtern, um eine Überforderung der pflegenden Angehörigen zu vermeiden. Zu den geförderten wohnumfeldverbessernden Maßnahmen gehören beispielsweise

→ der altersgerechte und an die Pflegebedürftigkeit angepasste Umbau des Bads und der Küche, einschließlich des Ein- und Umbaus von Mobiliar,
→ Türverbreiterungen oder
→ der Einbau eines Treppenlifts.

Stellen Sie den Antrag bei der Pflegekasse in jedem Fall, **bevor** bauliche Maßnahmen begonnen werden (Link zum Antragsformular → **Seite 189**). Es ist sinnvoll, dem Antrag Kostenvoranschläge beizulegen. Bevor die Maßnahme bewilligt wird, erfolgt eine Einzelfallprüfung durch Mitarbeiter der Pflegekasse, gegebenenfalls wird die häusliche Situation durch einen Gutachter des medizinischen Dienstes vor Ort besehen.

Sollte sich Ihre Pflegesituation ändern, sodass weitere Maßnahmen zur Verbesserung des Wohnumfeldes erforderlich werden, handelt es sich um eine neue Maßnahme, für die ein weiterer Zuschuss in Höhe von bis zu 4.000 Euro geleistet werden kann. Wohnen mehrere Anspruchsberechtigte zusammen, kann der Zuschuss bis zu viermal 4.000 Euro, also bis zu 16.000 Euro, betragen.

Alternativ können Sie Baumaßnahmen, durch die die eigenen vier Wände barrierefrei werden, durch einen Investitionszuschuss der KfW-Bankengruppe finanzieren. Die Höhe des Zuschusses beträgt 10 bis 12,5 Prozent der förderfähigen Kosten. Außerdem können Sie einen zinsgünstigen Kredit beantragen. Auch hier muss der jeweilige Antrag gestellt werden, bevor mit Umbaumaßnahmen begonnen wird (Link zum Antragsformular → **Seite 189**). Gefördert wird immer nur durch einen Fördertopf, deshalb empfehlen wir Ihnen, im Vorfeld die Möglichkeit zur Wohnberatung zu nutzen. Adressen finden Sie hier:
www.wohnungsanpassung-bag.de

Selbstständigkeit im Alltag ermöglichen

> **→ TIPP**
> Wie eine Wohnung für Menschen mit Demenz aussehen kann sowie weitere Ideen für Verbesserungen des Wohnumfelds, können Sie sich in einem virtuellen Rundgang auch hier ansehen:
> **www.sicheres-pflegen-zuhause.de**

Im Wohnbereich: Verschiedenfarbige Türen mit Beschriftung und Symbol erleichtern die Orientierung, in welchem Raum sich die Bewohner gerade befinden. Fotos oder Piktogramme, beispielsweise für Schlafzimmer oder Bad, sind hilfreich. Tapeten sollten schlicht sein und nicht zu bunte oder unruhige Muster haben, sonst kann es sein, dass sie visuell überfordern. Auch unruhige Bilder sollten durch ruhigere, vielleicht mit Abbildungen von Blumen oder Tieren, ersetzt werden.

Farbige Lichtschalter erleichtern die Zuordnung zu den jeweiligen Lampen. Viel natürliches Licht stabilisiert den Tag-Nacht-Rhythmus. Deshalb empfiehlt es sich, ausreichend Helligkeit durch natürliches und geplantes Licht zu schaffen. Das Licht sollte

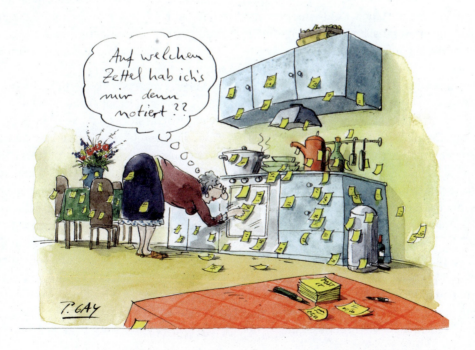

blendfrei sein. Eine gleichmäßige Ausleuchtung im Raum verhindert Schattenwurf und damit unter Umständen auftretende Ängste. Matte statt spiegelnde Oberflächen vermeiden Lichtreflexionen.

Auf Bodenbeläge mit dunklen Farben sowie großen Mustern sollte verzichtet werden, weil sie für Menschen mit Demenz verwirrend sein oder als Abgründe empfunden werden können.

In der Küche: Undurchsichtige Schranktüren können gegen Glastüren oder solche mit Glas- oder Plexiglaseinsätzen ausgetauscht werden. Es gibt auch Kühl- und Gefrierschränke mit transparenten Türen, die die Sicht auf den Inhalt eröffnen. Kontrollleuchten an Herd und Backofen erinnern an den Betrieb. Elektrogeräte sollten sich nach einer Weile von selbst ausschalten. Die Arbeitsfläche ist gleichmäßig hell beleuchtet; die Lampen sind von einer Blende verdeckt. Das erleichtert das selbstständige Kochen.

Im Schlafzimmer: Glastüren am Kleiderschrank geben den Blick auf den Inhalt frei. Die Toilette ist vom Bett aus zu sehen. Eine leicht bedienbare Lampe sollte auf dem Nachttisch oder neben dem Bett stehen.

Im Bad: Eine weiße Toilette vor weißen Kacheln mit weißer Toilettenbrille wird vielleicht nicht mehr als Toilette erkannt. Hier kann schon eine farbige Toilettenbrille helfen. Wenn das Spiegelbild zur Verwirrung führt, sollte der Spiegel entfernt werden. Helle Beleuchtung, vor allem in der Dusche und vor dem Waschbecken, macht selbstständige Körperpflege länger möglich. Wasserhähne mit zwei farbig markierten Drehventilen sind einfacher zu verstehen als Einhebel-Mischer.

Sicherheit in den eigenen vier Wänden

Beim Thema Sicherheit im Haushalt gilt es für Angehörige, weder den Teufel an die Wand zu malen noch sie auf die leichte Schulter zu nehmen. Je fortgeschrittener die Erkrankung ist, umso wichtiger ist es, Anpassungen in den eigenen vier Wänden durchzuführen.

Neben Vergesslichkeit und Orientierungsproblemen erhöhen auch Geh- und Gleichgewichtsstörungen, Seh- und Hörschwäche oder ein eingeschränktes Sicherheitsbewusstsein, verbunden mit Fehleinschätzungen, das Risiko für einen Unfall im Haushalt. Jedoch kann aus dem völlig berechtigten Wunsch der sorgenden Angehörigen, das Leben des Menschen mit Demenz zu erleichtern und ihn vor allen denkbaren Gefahren zu beschützen, sehr schnell ein Überbehüten werden. Wichtig ist, nur so viel zu verändern, wie es das jeweilige Demenzstadium tatsächlich auch erfordert.

✓ CHECKLISTE

Bei der Orientierung hilft

- [ ] Schränke bebildern oder mit Notizzetteln versehen, die zeigen, was sich hinter der Schranktür oder in der Schublade verbirgt: Kaffeegeschirr, Besteck, Strümpfe, Hüte oder Lebensmittel.

- [ ] Gebrauchsgegenstände so positionieren, dass sie gut erreichbar und sichtbar sind.

- [ ] Geldbörse oder Schlüssel an einem festen und zentralen Platz deponieren.

- [ ] Dokumente wie Personalausweis, Gesundheitskarte, Patientenverfügung oder Vollmachten an einem geschützten Ort aufbewahren – den die oder der Betroffene leicht findet, auf den aber kein Fremder Zugriff hat.

- [ ] Kleidung sinnvoll im Schrank zusammenhängen, sodass keine komplizierte Auswahl zu treffen ist – auch das kann überfordern. Insbesondere dann, wenn das Gefühl für die Jahreszeiten verloren gegangen ist.

✓ CHECKLISTE

Gefahrenquellen vermeiden

Neben der besseren Orientierung in der eigenen Wohnung gilt es auch, mögliche Gefahrenquellen für Menschen mit Demenz in den eigenen vier Wänden auszuschalten. Dabei bietet sich eine Reihe von Maßnahmen an: von ganz praktischen Alltagsvorkehrungen bis hin zu technischen oder baulichen Veränderungen.

☐ Stolperfallen ausräumen:
Räume sollten übersichtlich sein und unnötiges Mobiliar weggeräumt werden. Besonders Teppiche, Teppichkanten und glatte Böden bergen Sturzgefahr. Auf Treppen sollten Rutschbremsen angebracht werden. Eigentlich gut gemeinte Bodenmatten im Bad können ebenfalls zur Stolperfalle werden.

☐ Verwechslungen vorbeugen:
Der Esstisch sollte aufgeräumt sein: Denn wenn in gesunden Tagen das Motto galt „Gegessen wird, was auf den Tisch kommt", kann ein Blumenstrauß auf dem Tisch nun zu Missverständnissen führen. Von giftigen Pflanzen wie dem beliebten Ficus (im Haus) oder Eibe und Goldregen (im Garten) sollte man sich trennen.

☐ Parfüm, Wasch- und Spülmittel sowie Tuben, die keine Lebensmittel enthalten, sollten sicher verwahrt sein und gegebenenfalls unter Verschluss gehalten werden. Dasselbe gilt selbstverständlich auch für Medikamente. Auch die Schuhcreme kann mitunter auf der Zahnbürste landen, wenn sie etwa in der Nähe des Badezimmers aufbewahrt wird. Kindersicherungssysteme an Schranktüren machen gefährliche Utensilien unzugänglich.

☐ Sicherungssysteme installieren:
Wenn Betroffene allein zu Hause leben und Angehörige nicht in unmittelbarer Nähe wohnen, sollten Ersatzschlüssel auch bei Nachbarn hinterlegt werden.

- [ ] Für den Küchenherd ist ein Herdsicherungssystem sinnvoll. Problematisch werden diese Sicherungen allerdings, wenn Betroffene die Technik nicht durchschauen und nicht verstehen, warum der Herd plötzlich nicht mehr funktioniert.

- [ ] Wenn Bewegungsmelder oder Lichtschranken installiert werden, sollte das Licht ausreichend lange leuchten, damit der Weg vom Bett zum Bad sicher zurückgelegt werden kann. Bewegungsmelder lassen sich auch so programmieren, dass sie über ein Alarmsystem telefonisch Hilfe anfordern, wenn beispielsweise über 24 Stunden die Toilette nicht betreten wurde. Ohne die Zustimmung des Menschen mit Demenz sollten sie jedoch nicht zum Einsatz kommen.

- [ ] Feste Griffe und rutschfeste Bodenkacheln sind in Badezimmer und Toilette sinnvoll, ebenso eine ebenerdige Dusche als sicherere Alternative zur Benutzung einer Badewanne.

- [ ] Die Installation eines Badewannenlifters kann je nach Befindlichkeit auch Unterstützung leisten. Außerdem gibt es spezielle Badewannen, die über ein wasserdichtes Türchen verfügen, sodass ein Hineinsteigen vermieden und ein (barrierefreies) Eintreten ermöglicht wird.

- [ ] Schlösser von Bad- und Toilettentüren sollten notfalls leicht von außen zu öffnen sein.

- [ ] Wenn der Angehörige dazu neigt, die Wohnung allein zu verlassen und die Gefahr besteht, dass er nicht wieder zurückfindet, kann die Haustür mit Glockenspielen oder einem Bewegungsmelder versehen werden.

→ **TIPP**
Generell sollten Name, Adresse und Telefonnummer in die Kleidung eingenäht werden. Auch Zettel mit Namen und Adresse in allen Taschen der Kleidungsstücke helfen. In jedem Fall sollte ein aktuelles Foto der oder des Angehörigen bereitliegen, falls eine Suche gestartet werden muss.

> ☐ **Notrufe sicherstellen:**
> Nahestehende Personen sollten regelmäßig zu einer festen Zeit anrufen oder von dem Betroffenen angerufen werden. Das gibt Struktur und etwas Sicherheit. Ein bei Stille automatisch auflegendes Seniorentelefon mit großen Tasten und gegebenenfalls den Fotos der Kontaktpersonen auf der jeweiligen Kurzwahltaste erleichtert die Bedienung. Es sollte kabelgebunden an einem festen Platz stehen und könnte auch fest montiert werden.
>
> ☐ Mit der Installation eines Hausnotrufsystems kann im Notfall rasch Hilfe per Knopfdruck angefordert werden. Es besteht aus einer Basisstation, die an das Telefon angeschlossen ist, und einem Notrufsender (auch „Funkfinger" genannt), der an einer Kette um den Hals oder wie eine Uhr getragen wird. Der Umgang damit sollte geübt werden. Kommt ein blinder Alarm allzu oft vor, ist dieses System für den Betroffenen möglicherweise ungeeignet (siehe auch Hausnotrufsysteme → **Seite 177**). GPS-Ortungsgeräte mit Notrufknopf am Armband oder Halsband sind ebenfalls eine Option, um Selbstständigkeit, Sicherheit und Bewegungsfreiheit auch außerhalb der Wohnung zu ermöglichen.

Aktivität erhalten

Die Mehrzahl der Menschen mit Demenz will ihre Fähigkeiten nutzen und etwas Sinnvolles tun, um auch weiterhin am Alltag teilnehmen zu können. Vorschläge zu Aktivitäten sollten sich daher an den vorhandenen Fähigkeiten und Wünschen orientieren. Selbst wenn manche Beschäftigungen nicht mehr so leicht von der Hand gehen, lassen diese sich vereinfachen oder mit etwas Unterstützung ausführen. Einmal erlernte Fähigkeiten können auch durch eine passende Situation wieder aktiviert werden.

Und es kann durchaus auch Neues ausprobiert werden. Bei beginnender Demenz können Betroffene sogar Neues lernen, wenn es nicht komplex ist und stetig wiederholt wird. Beispielsweise kann ein Tanz mit einfacher Schrittfolge, eingängiger Rhythmik und Melodie durchaus noch eingeprägt und auch wieder abgerufen werden. Jedenfalls trägt jede Art von Bewegung dazu bei, länger selbstständig zu bleiben. So erhalten regelmäßige Spaziergänge und sportliche Aktivitäten Koordination, Muskelkraft und Gleichgewichtssinn. Bewegung und eine sinnvolle Beschäftigung halten nicht nur mobil, sondern können Menschen mit Demenz, die unruhig, apathisch oder aggressiv sind, wieder ins seelische Gleichgewicht bringen. Denn häufig werden sie nicht ausreichend motiviert oder können ihren Bewegungsdrang nicht ausleben. Wenn längere Spaziergänge im Grünen oder Wanderungen nicht allzu oft möglich sind, kann die Natur vielleicht nach Hause geholt werden, indem das Interesse an Gartenarbeit oder der Pflege von Blumen und Gemüse auf dem Balkon unterstützt wird. Hoch- und Tischbeete erleichtern die Pflanzenpflege und ermöglichen sie auch aus dem Sitzen heraus, zum Beispiel wenn Betroffene im Rollstuhl sitzen müssen.

Ob Kartenrunden, Brett- oder Gedankenspiele – beim Spielen zählt vor allem der Unterhaltungswert und Spaß. Puzzles, die auf das individuelle Leistungsniveau von an Demenz erkrankten Menschen abgestimmt sind, können diesen ein garantiertes Erfolgserlebnis liefern. Ebenso gibt es spezielle Filme, die ruhig geschnitten und thematisch auf den Geburtsjahrgang ausgerichtet sind.

Fördern, nicht überfordern

Menschen mit Demenz brauchen unbedingt geistige Anregung, jedoch in einem Maße, wie es ihren Fähigkeiten angemessen ist. Wichtig ist, dass sie Erfolgserlebnisse haben und darüber ihr Selbstwertgefühl gefördert

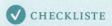

CHECKLISTE

Aktivitäten anregen

Bewegung: Wandern, Hund ausführen, Gartenarbeit, Gleichgewichtsübungen, Rhythmik-Training, auch sportliche Aktivitäten

Kreativität: Malen, Basteln, Töpfern, Tanzen, Singen, Wohnung dekorieren, Museumsbesuche

Im Haushalt: Blumenkästen pflegen, Haustier füttern, Obst und Gemüse schälen, Tisch decken, Wäsche zusammenlegen, kleine Einkäufe

Erinnerungen wachhalten und beleben: Fotoalben und Urlaubsvideos ansehen, vertraute Orte besuchen, Musik aus jungen Jahren anhören

Kontaktpflege: Treffen mit Nachbarn, ehemaligen Kollegen und Freunden, Tanzcafé, Ausflüge, Markttage, Mittagessen in Seniorenrunde, Lesestunde, Spielerunde

wird. Es wurde bereits angemerkt, dass besonders in der Anfangsphase einer Demenz auch Neues ausprobiert werden kann. Dies sollte stets Freude machen und nicht komplex sein. Besteht hingegen die Erwartung, dass sich der leicht an Demenz erkrankte Partner vor einem Aufenthalt in südlichen Gefilden zumindest scheinbar einfache Vokabeln der Fremdsprache einzuprägen hat, wird er damit trotz täglicher Wiederholung vermutlich überfordert sein. Denn besonders bei an Alzheimer Erkrankten ist das Sprachzentrum bereits früh von demenziellen Veränderungen betroffen. Anstatt dass die gewünschten Lernergebnisse erzielt werden, erhält Ihr Partner bei einer Aufgabe, die ihn überfordert, unentwegt seine Defizite vor Augen geführt. Dadurch wird er sich weiter zurückziehen und möglicherweise in eine depressive Stimmung verfallen.

Doch nicht nur Vokabeln lernen, sondern auch ein Umgebungswechsel kann großen Stress verursachen, selbst wenn Ihr an Demenz erkrankter Angehöriger immer gern gereist ist. Wurde ein „Tapetenwechsel" früher als die entspannteste Zeit des Jahres empfunden, kann sich die oder der Betroffene immer weniger an eine neue Umgebung anpassen, ist desorientiert und angespannt. Eine Reise kann deswegen auch als beängstigend wahrgenommen werden. Hingegen

Ist das nicht verrückt, das sind ja lauter glückliche Menschen!, erzählte Reinhold T. verblüfft, als die Demenzgruppe, der seine Frau seit wenigen Wochen angehört, von einem Ausflug zurückkam. *Meine Frau ist glücklich durch die Aufnahme in der Gruppe und durch das Zusammensein. Sie kann endlich das tun, was sie immer gern gemacht hat. Sie fühlt sich dort wohl.*
Reinhold T.

Mein Mann wirkt lethargisch, lebt zurückgezogen in seiner eigenen Welt. Er wird auch körperlich immer hinfälliger, ermüdet schnell und sitzt deshalb die längste Zeit des Tages in seinem Sessel. Eines Tages war unsere Tochter mit ihrer ganzen Sippe zu Besuch. Die Enkel spielten im Garten Fußball. Wir hatten seinen Stuhl auf die Terrasse gestellt, sodass mein Mann die Kinder sehen konnte. Er hatte als Jugendlicher selbst lange in einem Verein gespielt. Nun stand er plötzlich auf und spielte mit den beiden Jungen. Er war wie verwandelt und zeigte ihnen seine Dribbelkünste und Balltricks. Für eine halbe Stunde war von der Krankheit nichts mehr zu erkennen.
Ruth F.

werden durch den Aufenthalt an früher häufig besuchten Orten Erinnerungen wieder zugänglich und vielleicht auch wieder stärker im Gedächtnis vernetzt.

→ **TIPP**
Förderung, nicht Überforderung ist das Ziel: Verzichten Sie deshalb auf Korrekturen von „Fehlleistungen", wann immer möglich und vermeiden Sie „Gehirntraining" durch regelmäßiges Abfragen.

Haustiere bringen Normalität in den Alltag

Egal, ob Hund, Katze, Kaninchen, Esel oder Pferd: Tieren gelingt es ganz natürlich auf nonverbaler Ebene, Menschen mit Demenz zu begegnen und mit ihnen in Kontakt zu treten. Tiere urteilen, bewerten und kritisieren nicht – eine wichtige und vielleicht schon rar gewordene Erfahrung für Betroffene. Haustiere können Nähe und Zuwendung vermitteln und somit auch das Selbstwertgefühl stärken. Betroffene, die sich zu Hause zurückziehen und sich immer mehr isolieren, lassen sich vielleicht doch auf den täglichen Spaziergang mit dem Hund ein und kommen damit automatisch auch mit anderen Menschen in Kontakt, selbst wenn es nur Blickkontakt im Vorübergehen ist. Kann ein an Demenz erkrankter Mensch ein Tier versorgen, ist er außerdem mit einer sinnvollen Aufgabe betraut. Diese hilft gleichzeitig dabei, den Tagesablauf zu strukturieren, da das Tier regelmäßig gefüttert und gepflegt oder der Stall gereinigt werden muss. Somit kann Ihr Angehöriger in einem überschaubaren Umfang weiterhin Verantwortung übernehmen.

Bevor allerdings ein Haustier im Haushalt eines an Demenz erkrankten Angehörigen untergebracht wird, sollte genau überlegt werden, ob eine artgerechte Haltung möglich ist und wer das Tier pflegt, wenn die oder der Betroffene im Krankenhaus oder aus einem anderen Grund nicht in der Lage ist, es zu versorgen. Die Verantwortung für das Tier sollte nie allein bei den Betroffenen liegen, selbst wenn sie seit langer Zeit an dessen Versorgung gewöhnt sind. Es besteht durchaus die Gefahr, dass sie vergessen, es zu füttern, oder gar vergessen, dass sie überhaupt ein Haustier besitzen.

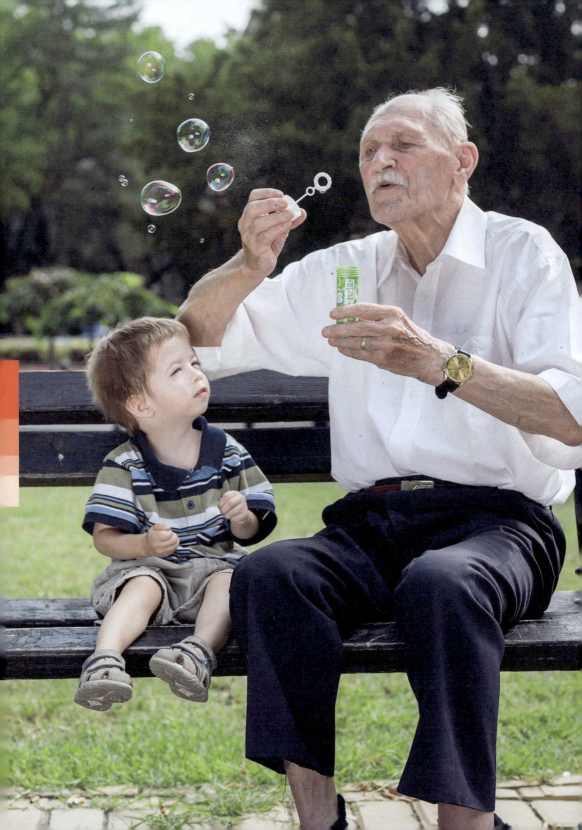

Betreuung zu Hause

Etwa die Hälfte aller Männer und zwei Drittel aller Frauen werden im Lauf ihres Lebens pflegebedürftig. Die meisten von ihnen wollen weiter zu Hause leben. Dabei ist in der Regel Hilfe durch pflegende Angehörige erforderlich. Diese sollten gut für sich selbst sorgen und ein tragfähiges Netzwerk aufbauen, das sie hierbei unterstützt und entlastet.

Mehr als drei Viertel der Pflegebedürftigen werden zu Hause, meist von ihren Angehörigen, betreut. Wenn Sie sich entscheiden, die Pflege zu Hause zu übernehmen, ist es wichtig, dass Sie sich selbst vor einer möglichen Überbelastung schützen. Es gilt, ein festes Netz an sozialen Kontakten zu weben, durch das die Pflege erleichtert wird. Denn ohne Unterstützung und Entlastung wächst die Gefahr, dass Sie selbst an die Grenzen Ihrer physischen oder psychischen Leistungs- oder Leidensfähigkeit gelangen.

Kann ich meinen Angehörigen pflegen?

Im frühen Stadium der Krankheit können viele Angehörige die Frage noch leicht mit „ja" beantworten. Mit fortschreitender Demenz wird die Betreuung jedoch anstrengender und anspruchsvoller. Gegebenenfalls rund um die Uhr für den Menschen mit Demenz da zu sein, verlangt viel Kraft.

Insbesondere berufstätige Angehörige sollten vorab prüfen, ob ihre häusliche Situation sowie ihre zeitlichen und finanziellen

Dann zieht meine Mutter eben zu uns!, verkündete ich meinem Mann, ohne mir klar zu sein, was damit auf uns zukommt. Ich dachte, dass ich meine Mutter dann zu Hause versorgen werde. So nach dem Motto, dass ich ihr etwas im Haushalt helfe, einkaufe und koche. Dass ihre Mutter mit der Zeit immer hilfsbedürftiger werden und immer mehr auf sie angewiesen sein würde, war ihr nicht bewusst. Ich habe immer gedacht, dass ich keine Hilfe brauche, sondern dass ich es allein schaffe. Ich bin an meine Grenzen gestoßen.
Kathrin H.

Ressourcen eine Pflege zu Hause ermöglichen. Darüber hinaus sollte überlegt werden, inwieweit sich auch andere Familienangehörige, Freunde und Nachbarn an der Betreuung beteiligen können. Wären sie bereit, sich beispielsweise einmal in der Woche mit dem Menschen mit Demenz zu beschäftigen, sodass Sie sich in dieser Zeit entspannen oder eigenen Interessen und Terminen nachgehen können? Wer würde Sie während Ihres Urlaubs vertreten? Eine solche Pflegesituation ist oft nur mit einem sicheren Netz an sozialen Kontakten zu bewältigen.

Wenn zu viel dagegen spricht, sollten Sie sich eingestehen, dass Sie derzeit nicht in der Lage sind, ein pflegebedürftiges Familienmitglied zu betreuen. Die Entscheidung von Angehörigen, sich aus der direkten Pflege zurückzuziehen, wird oft von einem schlechten Gewissen begleitet. Sehen Sie es nicht als persönliches Versagen oder gar als Schande an! Um eine geeignete Lösung für die individuelle Pflegesituation zu finden, benötigen pflegende Angehörige Informationen und Beratung. Erste Anlaufstellen für die Organisation der Pflege zu Hause sind Pflegestützpunkte, Pflegeberatungsstellen sowie die regionalen Beratungsstellen der

> GUT ZU WISSEN
>
> **Pflegezeit**
>
> Um Familie, Pflege und Beruf besser zu vereinbaren, wird es Beschäftigten durch den Gesetzgeber ermöglicht, bis zu sechs Monate ganz oder teilweise aus dem Beruf auszusteigen, um einen nahen Angehörigen zu Hause zu pflegen (Gesetz über die Pflegezeit, PflegeZG). Zudem können sie bis zu zwei Jahre die Arbeitszeit auf 15 Wochenstunden reduzieren (Familienpflegezeitgesetz, FPfZG). Auch können Pflegezeit und Familienpflegezeit miteinander verknüpft werden. Die Gesamtzeit darf 24 Monate nicht überschreiten. Da es keine Lohnersatzleistung für die Pflege- oder Familienpflegezeit gibt, kann ein Darlehen beim BAFzA (Bundesamt für zivilgesellschaftliche Aufgaben) beantragt werden.

Alzheimer-Gesellschaft und Demenznetzwerke (Wichtige Adressen → **Seite 186**).

Anleitungen zur praktischen Pflege gibt es in allgemeinen Pflegekursen. Fachkräfte vermitteln Ihnen das Basiswissen für den Pflegealltag, beispielsweise wie Sie rückenschonend unterstützen. Außerdem bekommen Sie wichtige Informationen zu den Themen Gesundheit, Hygiene, Leistungen der Sozialversicherung und Betreuungsrecht. (Wichtige Adressen → **Seite 189**). In speziellen Demenz-Pflegekursen liegt der Schwerpunkt auf Fragen zum Umgang mit Demenz und Begleiterkrankungen. Sie können auch eine individuelle Schulung in Anspruch nehmen. Dabei kommt eine Pflegekraft zu Ihnen nach Hause. Sie schaut sich Ihre konkrete Pflegesituation genau an und zeigt und erklärt, was Sie tun können.

Die Kosten für allgemeine und Demenz-Pflegekurse sowie individuelle häusliche Schulungen werden von der Pflegekasse übernommen.

Doch manchmal bleibt für einen weiteren festen Termin zwischen Arbeit, Familie und Pflege keine Zeit mehr oder man möchte noch einmal etwas nachlesen. Hierfür gibt es digitale Angebote. Wenden Sie sich dazu an Ihre Pflegekasse und fragen Sie nach Online-Pflegekursen, Pflegecoaches oder einer Pflegehotline.

In der Familie, in der ich mit Martha gelebt habe, habe ich die Verhandlungen immer mit mir selber geführt. Ich habe mich gefragt: Was möchte ich für mich, was will ich? Und was ist Martha zumutbar und was nicht?, so Martina B. Für sie lag die Grenze klar auf der Hand, denn ab dem Moment ... wo ich sie nicht mehr allein lassen kann, ist Schluss, weil ich zwangsläufig den ganzen Tag arbeiten gehe. Dass ich wiederum mit einer dritten Person in einem Haushalt lebe, die Martha beaufsichtigt, darauf hatte ich keine Lust.
Martina B.

 GUT ZU WISSEN

Pflegekurse
Möchten Sie einen Pflegekurs oder eine -schulung besuchen, informiert Sie Ihre eigene oder die zuständige Pflegekasse Ihres an Demenz erkrankten Angehörigen über die nächsten Termine in Ihrer Nähe. Wollen Sie eine individuelle Schulung zu Hause in Anspruch nehmen, benennt Ihnen die Pflegekasse eine anerkannte Einrichtung, die Ihnen eine Schulungskraft vermittelt.

→ **TIPP**
Auch bei den Verbraucherzentralen gibt es im Internet eine ausführliche Übersicht zu digitalen Angeboten:
www.verbraucherzentrale.de/node/43193

Was kann sich verändern?

Entscheiden Sie sich, die Pflege Ihres demenzkranken Angehörigen zu übernehmen, können sich einige Lebensbereiche gravierend verändern. Die Pflege zu Hause erfordert viel Geduld und die Bereitschaft, in die Welt des Menschen mit Demenz einzutauchen, anstatt ihn wieder in die „reale, alte" Welt zurückholen zu wollen. Viele Angehörige stoßen bei der Pflege an ihre psychischen Grenzen, wenn sich der Mensch, mit dem sie einst ihr Leben geteilt haben, in seiner Persönlichkeit so sehr verändert, dass sie ihn kaum noch wiedererkennen. Obgleich physisch unbestreitbar anwesend, ist der einst enge Gesprächspartner oder die Vertraute nicht mehr wie gewohnt ansprechbar und vielleicht auch großen Stimmungsschwankungen unterworfen. Pflegende Angehörige stehen vor der Aufgabe, sich umzustellen und ganz auf den demenzkranken Menschen einzustellen. Sie müssen alle Anpassungsleistungen übernehmen, denn die oder der Demenzbetroffene kann es nicht mehr.

Meine Mutter war sehr taff, hat gearbeitet, den Haushalt und meinen Vater „geführt" – und dann nach diesem langen Leben als selbstständige Person diese De-Personalisierung. Damit hatte ich meine Probleme. Ich konnte und wollte das nicht akzeptieren und habe auch erst spät erkannt, dass sie „in ihrer Welt" lebte und darin glücklich war.
Johann G.

Viele Angehörige rechnen nicht damit, dass alte Beziehungsmuster und Konflikte wieder belebt werden oder sich festgefügte Rollen ändern. Hielt zuvor die Ehefrau alle Fäden in der Hand, muss nun der Ehemann den Alltag organisieren und die Familie zusammenhalten. Ist man für die Pflege der Mutter verantwortlich, bleibt sie zwar weiterhin die Mutter, doch Tochter oder Sohn müssen den sorgenden Teil der Beziehung übernehmen.

Freunde und Nachbarn ziehen sich häufig zurück. Über das Thema Demenz wird in vielen Kreisen geschwiegen, da es nach wie vor Betroffenheit, Ratlosigkeit, Scham oder Furcht auslöst. Das kann zur selbst gewählten sozialen Isolierung führen: Man schämt sich vor Bekannten oder Verwandten. Ein im Alter auch sonst nachlassendes Interesse an Freunden, ehemaligen Kollegen und guten Bekannten trägt zusätzlich dazu bei, dass Betroffene und Pflegende vereinsamen.

Meine Mutter ist einsam. Sie war eine sehr tatkräftige Frau, die kräftig zupacken konnte – und es auch schon sehr früh tun musste. Sie war sehr unternehmungsfreudig, kleidete sich modisch und liebte exklusive Düfte. Bis zur Brustkrebs-OP war sie im Turnverein unseres kleinen Städtchens. Da war sie Anfang 70 und schon ein Leben lang mit dabei. Obwohl sie danach nicht mehr mitturnte, war sie dort noch voll integriert. Anders nach der Alzheimer-Diagnose. Mit einem Schlag war niemand mehr da. Ich weiß, dass einige ihrer Freunde und Bekannten, die auch in ihrem Alter sind, Angst davor haben zuzusehen, dass die Hertha, die sie kannten, geistig immer mehr verfällt und bald nicht mehr wiederzuerkennen sein wird. Weitaus schlimmer ist jedoch die Angst, selber dement zu werden – so wie sie. Deswegen schauen sie lieber weg, kommen nicht mehr vorbei und rufen nicht an. Die Einsamkeit ist sehr schlimm für meine Mutter.
Sabine T.

Ich habe von Martha insofern profitiert, als dass sie mich zur Ruhe gezwungen hat. Ich war früher viel gestresster. Und: Ich habe mit Martha viele schöne Sachen gemacht, auf die ich einfach Lust hatte. Ich würde ja sonst nicht als erwachsene Frau einfach mal so in den Tierpark fahren oder Dienstagnachmittag ins Café gehen oder Autoscooter fahren oder – also, was weiß ich. Wir haben zusammen viel gemacht, woran wir beide Freude hatten. Ich habe zum Beispiel viel und aufwendig gekocht. Heinrich [Marthas verstorbener Lebensgefährte] legte darauf keinen Wert, und ich hätte das für mich allein auch nicht angefangen. Aber ich mach das jetzt immer noch, auch nach Marthas Umzug [in ein Pflegeheim].
Martina B.

Da an Demenz erkrankte Menschen immer mehr Zeit auch für einfache Tätigkeiten benötigen, übernehmen die pflegenden Angehörigen den fehlenden Part nach und nach. Was früher zu zweit geschafft wurde, wird nun immer häufiger allein durch den pflegenden Angehörigen erledigt. Eine gemeinsame Entscheidungsfindung ist nur noch im beschränkten Maß oder gar nicht mehr möglich. Oft kommt dann noch ein schlechtes Gewissen hinzu, nicht genug für den demenzkranken Menschen tun zu können oder andere Familienmitglieder und den Beruf zu vernachlässigen. Wenn es jedoch gelingt, sich auf den sich verändernden Angehörigen und dessen Welt einzulassen, können die positiven Erlebnisse in der gemeinsamen Zeit die belastenden Momente ausgleichen.

Alltag in Zeiten von Corona

Die Coronakrise und die damit verbundenen Maßnahmen haben einen großen Einfluss auf die Lebenssituation von Menschen mit Demenz und die ihrer Angehörigen. Sie schränkt die Möglichkeiten zur Teilhabe und Unterstützung stark ein. Autonomie und Selbstbestimmung der Menschen mit Demenz sind gefährdet. Viele Angehörige befürchten außerdem, dass die Belastung für sie zu groß wird, um weiterhin die häusliche Versorgung und Pflege gewährleisten zu können, weil die einschränkenden Maßnahmen über Monate andauern.

Für Menschen mit Demenz sind in Zeiten mit hohen Infiziertenzahlen soziale, kreative und gesundheitsfördernde Angebote häufig nur sehr eingeschränkt möglich. Auch beim Kontakt zu nahen Verwandten und engen Freunden müssen Vorgaben der jeweils aktuellen Corona-Schutzverordnung eingehalten werden. Für Sie wiederum stehen unter Umständen verschiedene Entlastungsangebote nicht oder nur begrenzt zur Verfügung. War Ihr Angehöriger beispielsweise zuvor ein bis zwei Tage pro Woche in einer Demenz- oder Sportgruppe aktiv, bleiben die Türen der Einrichtungen unter Umständen geschlossen. Somit fällt auch das Zeitfenster weg, das Sie sonst nutzen konnten, um eigene Termine wahrzunehmen, eigenen Interessen nachzugehen oder sich einmal zu entspannen.

Wer angesichts der pandemiebedingten Beschränkungen an seine physischen und psychischen Grenzen kommt oder sich mit der neuen Situation überfordert fühlt, findet auch weiterhin telefonischen Rat bei den Pflegestützpunkten, örtlichen Alzheimer-Gesellschaften und Demenz-Beratungsstellen (siehe Wichtige Adressen → **Seite 186**).

Gestalten Sie die gemeinsame Zeit mit Ihrem an Demenz erkrankten Angehörigen liebevoll und sinnvoll und achten Sie auf viel Bewegung, auch im Freien. Versuchen Sie dabei, die bisherigen Alltagsroutinen soweit wie möglich beizubehalten. Für Ihren Angehörigen kann es beängstigend sein, wenn sich die gewohnten Abläufe plötzlich spürbar ändern.

→ **TIPP**

Die Verbraucherzentralen informieren laufend über aktuelle Coronabestimmungen zur häuslichen Pflegesituation oder veränderten Leistungen der Pflegeversicherung im Internet
https://www.verbraucherzentrale.de/node/45753

Betreuung zu Hause 93

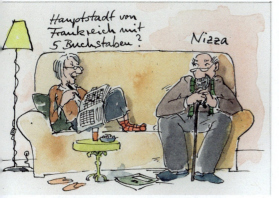 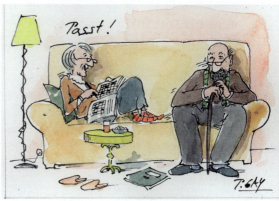

Die Wochen der Isolation waren für alle sehr hart gewesen, sagt **Anke Franke, Leiterin des Pflegeheims Maria-Martha-Stift in Lindau am Bodensee.** Seit Mai 2020 galt zwar weiterhin ein Besuchsverbot, das aber Ausnahmen für Angehörige zuließ. Besuchsverbot heißt außerdem nicht, dass die Bewohner die Einrichtung nicht verlassen dürfen. Sobald es wieder möglich war, dass die Bewohner von Alten- und Pflegeheimen sich wie andere Bürger auch außerhalb des Heims frei bewegen konnten, wurden sie dazu ermutigt, das „offene Türchen" zu nutzen. *Den ganzen Sommer über haben wir Bewohner bis zur Haustür begleitet, die unsere Unterstützung benötigen. Dort haben Angehörige auf sie gewartet und sind mit ihnen in die Stadt oder an den kleinen See gegangen, um Eis zu schlecken, einen Kaffee zu trinken oder einfach nur die Wasservögel zu beobachten.*

Manche waren den ganzen Tag unterwegs. Im Herbst haben wir die Bewohner schön warm angezogen – frische Luft tut gut. Seit November 2020, also mit Beginn des zweiten Lockdowns, sind die eingerichteten Besuchskorridore, wie der Wintergarten, gut frequentiert. Der Eindruck von Anke Franke ist, dass … *die Angehörigen regelmäßig kommen, die auch vor Corona immer da waren. An der Besuchsfrequenz dürfte sich kaum etwas verändert haben.* Das Abwägen zwischen Leben und Risiko geschieht mit Bedacht. *In diesem Jahr sind bei uns sogar weniger Menschen gestorben als in den Jahren zuvor,* so Franke. Vielen der Alten bleibt vielleicht nicht mehr so viel Zeit, als dass sie einfach ein Jahr verschenken könnten. Anke Franke setzt alles daran, dass sie diese Zeit so angenehm wie möglich erleben können.

Betroffene mit Zuwanderungsgeschichte

Benötigen Demenzkranke mit ausländischen Wurzeln oder ihre pflegenden Angehörigen eine besondere Beratung? Demenz kennt keine ethnischen Grenzen. Das Ideal, Angehörige nach Möglichkeit zu Hause zu pflegen, ist bei zugewanderten Familien ebenso präsent oder besonders ausgeprägt.

Derzeit rechnet man in Deutschland mit etwa 110.000 Demenzkranken mit familiären Wurzeln im Ausland. Die meisten von ihnen leben in Ballungszentren wie dem Ruhrgebiet, Frankfurt am Main, Berlin oder München. Deswegen ist auch die Mehrzahl der deutschlandweit mehr als 500 regionalen Projekte für Demenzkranke mit Zuwanderungsgeschichte genau dort angesiedelt (Wichtige Adressen → Seite 186). Betroffene, die nicht in diesen Regionen leben, haben es oft schwer, passende Unterstützungsangebote zu finden. Leider werden viele ambitionierte Projekte nach Ende der finanziell geförderten Laufzeit von wenigen Jahren nicht weitergeführt.

Prinzipiell gilt, dass zugewanderte Menschen und deren pflegende Angehörige es besonders schwer haben, um Zugang zu Beratung, Diagnose und Behandlung zu bekommen. Dabei spielen Sprache und Kultur eine wichtige Rolle. In einigen Kulturkreisen sind psychische Erkrankungen nach wie vor tabuisiert, sodass sich ganze Familien von der Gemeinschaft zurückziehen.

Ich weiß nicht, ob ihre Demenz vielleicht nicht oder noch später eingesetzt hätte, aber ich bin überzeugt, dass viel mit ihrer Einsamkeit zusammenhing. Meine Mutter war 50, als sie nach Deutschland kam, in einem Alter, wo man in der Fremde kaum noch Freundschaften schließt. In Brasilien hatten meine Eltern einen ausgedehnten Freundeskreis. Als mein Vater starb, war sie 73 und sagte kurz darauf zu mir: Am liebsten würde ich arbeiten gehen, aber wer nimmt mich noch?
Johann G.

Wenn die Sprache der Kindheit wieder lebendig wird

Bei einer Demenz verwischen die Gedächtnisspuren aus den kürzer zurückliegenden Lebensabschnitten rascher als jene aus Kindheit und Jugend. Deshalb verlieren an Demenz erkrankte Menschen, die in einem anderen Land aufgewachsen sind, mehr und mehr auch die Erinnerungen an ihr Leben in Deutschland. Selbst wenn sie hervorragend Deutsch gesprochen haben, kann diese Fähigkeit mit fortschreitender Demenz verloren gehen.

Der Verlust der deutschen Sprache kann zu Verständnisproblemen mit Ärzten und Pflegepersonal führen, da die sprachlichen

Fähigkeiten die Mitwirkung der Betroffenen bei der Diagnosestellung stark beeinflussen. Gängige kognitive Tests in deutscher Sprache sind für diese Gruppe oft nicht geeignet und können zu Fehldiagnosen führen. Therapieoptionen, mit denen eine frühe Demenz gut behandelbar wäre und die ein Hinauszögern schwerer Demenzsymptome bewirken könnten, sind dann nicht anwendbar.

Damit Sprachbarrieren und eine mögliche kulturspezifische Tabuisierung nicht zu unüberwindlichen Hindernissen werden, sprechen Sie diese Problematik bei Ihrem Hausarzt oder Spezialisten an, um eine für alle Beteiligten sinnvolle Lösung zu finden. Sorgen Sie so dafür, dass keine Informationsdefizite über Beschäftigungs- und Unterstützungsangebote entstehen. Inzwischen gibt es ein dichtes Netz mehrsprachiger Beratungsstellen (Wichtige Adressen → **Seite 186**).

Hasan Alagün, Sozialpädagoge beim Regionalbüro Alter, Pflege und Demenz (Region Aachen/Eifel): *Es kommt darauf an, wie die Probleme wahrgenommen werden. Die Tabuisierung von Demenz ist bei den Menschen mit Zuwanderungsgeschichte wesentlich höher und viel stärker. Dann kommen oft noch Aberglaube oder religiöse Aspekte hinzu. Es wird häufig als Strafe Gottes verstanden. Das Tabu macht es nicht einfacher, die bestehenden Probleme aufzulösen und Unterstützung anzunehmen.*

Meine Mutter hatte ja immerhin ein sehr bewegtes Leben, 1913 im alten KuK in Budapest geboren ... Nach dem Zerfall des Königreichs Österreich-Ungarn begann für sie die Odyssee mit Station in verschiedenen Ländern auf drei Kontinenten. Erst als sie mit 50 [wieder] nach Deutschland kam, fand ihre Odyssee ein Ende; in ihrem Herzen vielleicht nie. Und schwer waren die letzten vielleicht drei Monate vor dem Tod, als sie mich nicht mehr so richtig erkannte, wo sie dachte, ich sei ihr Vater, sie dann mit mir Ungarisch (verstehe ich nicht) oder Kroatisch (meine Muttersprache) sprach, bis sie dann ins Deutsche oder Portugiesische wechselte.
Johann G.

Ein Erinnerungsalbum anlegen

Legen Sie gemeinsam ein Erinnerungsalbum an – als roten Faden rückwärts durchs Leben. Jeder erinnert sich an Schlüsselerlebnisse, Personen und Orte, die das Leben prägten und immer noch beeinflussen. Sie haben Eindrücke und tiefe Spuren hinterlassen, unsere Persönlichkeit geformt und sich über die Lebensjahre hinweg zu einer inneren Geschichte entwickelt. Menschen mit Demenz fällt es immer schwerer, sich an Einzelheiten in ihrem Leben zu erinnern. Die zunehmenden Lücken sind dem Menschen mit Demenz anfangs durchaus bewusst. Sie werden durch Lückenfüller überdeckt, um die Fassade für die Menschen im persönlichen Umfeld um jeden Preis aufrechtzuerhalten. Häufig fällt dies selbst nahestehenden Personen lange nicht auf. Erst wenn die erzählten Geschichten zu unwahrscheinlich oder widersprüchlich klingen, werden auch sie stutzig.

Für Angehörige bedeutet es sicherlich einen schmerzlichen Verlust, nicht mehr über alte Zeiten sprechen zu können; ein Gespräch nicht mehr mit dem in Erinnerungen schwelgenden „Weißt du noch damals, als wir zusammen ..." beginnen zu können.

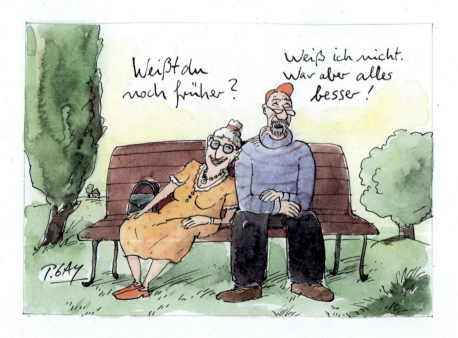

Es war zunächst schwer für mich zu akzeptieren, dass das Erinnerungsvermögen meiner Mutter immer weiter in die Vergangenheit rückt. Ich weiß nicht, ob sie mich überhaupt noch erkennt, wenn ich in großen Abständen zu ihr fahre. Aber ich bin sicher, dass sie eine Verbindung zu mir spürt und dann auch weiß, dass ich ihre Tochter Sabine bin. Das Fotoalbum auf ihrem Nachttisch ist ein wahrer Türöffner zu ihrer engen Welt. Sie hat überhaupt keine Mühe mich und meine beiden älteren Schwestern auf alten Fotos zu erkennen, als wir noch klein waren.
Sabine T.

Ein Erinnerungsalbum ermöglicht Betroffenen, den „roten Faden", der durch die persönliche Geschichte leitet, länger und sicher in der eigenen Hand zu halten. Eine Persönlichkeit geht eben nicht unwiderruflich mit dem Gedächtnis verloren. In Form eines erweiterten Fotoalbums werden die wichtigsten Stationen und eindrücklichsten Momente aus dem Leben des Betroffenen festgehalten und vielleicht mit einem kurzen Text erläutert. Neben Porträts von Personen können auch Fotos von Städten und Landschaften, die oft und gern besucht wurden, Abbildungen von Filmplakaten, Lieblingsgemälden, dem Logo des Vereins oder Zeitungsartikel mit autobiografischem Bezug dazu gehören. Hat die oder der Betroffene gern Gedichte rezitiert, können auch diese mit ins Album aufgenommen werden.

In die Gestaltung des Erinnerungsalbums sollten die Betroffenen eng mit eingebunden und Gespräche darüber angeregt werden. Hier ist es gerade erwünscht, dass immer wieder die gleichen Geschichten erzählt werden und sich vielleicht hier und da an ein weiteres Detail erinnert wird. Oft gewichten Menschen mit Demenz die Erlebnisse anders als diejenigen, die von außen auf ihr Leben blicken.

Das Album kann ein handliches Format von 15 x 10 Zentimetern haben, das in die Handtasche passt. Bei Betroffenen mit einer schweren Demenz ist ein großes Album hilfreich, in denen die Fotos und Abbildungen wirkungsvoll zum Tragen kommen und das gut in der Hand liegt – also im doppelten Sinn Gewicht hat. Fundstücke, beispielsweise aus dem Ostseeurlaub oder von Bergwanderungen, können durch Ergreifen und Erfühlen die Erinnerungen wieder fassbar machen und das Album ergänzen. Vielleicht haftet den Gegenständen sogar noch ein bestimmter Geruch an?

Ein Erinnerungsalbum ist auch für Angehörige, die keine intensive Beziehung zu dem an Demenz erkrankten Menschen pflegten und Freunde, die nicht mit ihm alt geworden sind, ein Fundus. Und für Pflege- und Betreuungskräfte ist es nützlich, Vorlieben, Abneigungen und Bedürfnisse zu kennen und dadurch auch das Verhalten besser interpretieren zu können. Das wiederum ist eine gute Voraussetzung, um Betroffene gezielt zu fördern. Allerdings sollten Angehörige auch darauf achten, dass sensible Informationen nicht für jedermann einsehbar sind.

Das Herz wird nicht dement

Im Verlauf der Erkrankung nimmt die Kommunikation ohne Worte zu. Die an Demenz erkrankten Menschen sprechen kaum noch und verstehen immer weniger. Stattdessen kommunizieren sie vermehrt auf einer emotionalen Ebene durch Körperhaltung, Mimik oder Gestik und reagieren auch empfindsam auf diese Signale bei anderen. Wer, wie Friedrich Nietzsche einst schrieb, mit dem Munde lügt, aber mit dem Maule, das er dabei macht, doch die Wahrheit spricht, hat von vornherein schlechte Karten. Insbesondere Emotionen erreichen die Betroffenen auch im späten Stadium der Demenz. Das bedeutet für Angehörige, dass sie in die Welt der an Demenz erkrankten Menschen eintauchen müssen. Betroffene in die „reale Welt" zurückholen zu wollen, ist unrealistisch und wird ihnen nicht gerecht.

Viele denken, dass eine schwer an Demenz erkrankte Person nichts mehr spürt, weil sie ihre Gefühle nicht mehr ausdrücken kann. Das ist absolut falsch. Mein Mann sieht mich zwar oft teilnahmslos und stumpf an, wenn ich mit ihm spreche. Das spielt aber keine Rolle. Denn wenn ich ihn dann streichle und die Melodie von einem Lied summe, das er früher gern gehört hat, spürt er das genau. Das Herz wird nicht dement.
Ruth F.

Hier setzt das Konzept der Validation bei Demenz von Naomi Feil und Nicole Richard an: Es geht um eine verständnisvolle Grundhaltung, die den Menschen mit Demenz annimmt, wie er ist und seine Welt für gültig erklärt. Die Gefühle des Menschen mit Demenz sind direkter Ausdruck seiner momentanen Befindlichkeit. Validieren heißt dabei: annehmen, akzeptieren, wertschätzen, gelten lassen und bestätigen. Grundlage dieses Konzepts ist die person-zentrierte Haltung nach Tom Kitwood „Ich nehme dich so an, wie du bist".

GUT ZU WISSEN

Kommunikation

1. **Arten zu sprechen**

   Im Gespräch mit Demenzkranken ist es wichtig, dass Sie Blickkontakt aufnehmen, im Blickfeld bleiben und aufmerksam zuhören. Als Gesprächspartner muss man ganz im Hier und Jetzt sein. Menschen mit Demenz sind sensibel und bemerken schnell, wenn man in Gedanken abschweift. Geduldiges Warten auf Antworten gibt Betroffenen mehr Zeit, das Gesagte zu verstehen und mitzuteilen, was in ihnen vorgeht. Soweit möglich, sollten Sie Ja-Nein-Fragen („Hat dir der Spaziergang gefallen?") oder konkrete Entweder-oder-Fragen („Möchtest du Kaffee oder Tee?") stellen. Sie sollten in einfachen und kurzen Sätzen sprechen und immer nur einen Gedanken oder eine Information mitteilen. Außerdem kann es hilfreich sein, wenn Sie zuordnende Namen verwenden wie beispielsweise „deine Tochter Sabine" oder „die mit den kurzen Haaren".

2. **Körpersprache und Klang**

   Sie sollten langsam sprechen und die Worte mit Mimik, Gestik und Berührung unterstreichen. Noch bevor ein Kind sprechen lernt, ist es ihm möglich, nonverbale Botschaften zu deuten und zu entschlüsseln; dazu gehört neben der Körpersprache auch die emotionale Färbung der Stimme. Diese Fähigkeit bleibt auch schwer an Demenz erkrankten Personen erhalten, auch wenn sie scheinbar dem Redefluss nicht mehr folgen können oder den Sinn einzelner Worte nicht mehr verstehen. Ein warmes Lächeln und gemeinsames Lachen kann oft mitteilsamer sein als Worte. Wenn angemessen, können Sie die Aufmerksamkeit durch eine sanfte Berührung, beispielsweise eine Hand halten oder die Wange streicheln, unterstützen.

3. **Was Sie vermeiden sollten**

   Grundsätzlich sollten Sie Kindersprache vermeiden. Dies gilt auch für fremde Personen. Es versteht sich von selbst, dass Sie nicht über Betroffene in ihrem Beisein sprechen, als seien sie nicht anwesend. Einen abfälligen Tonfall wird ein an Demenz erkrankter Mensch über das Gefühl genau erfassen, auch wenn die dabei gebrauchten Worte und Zusammenhänge nicht mehr verstanden werden.

   Sich auf den Betroffenen einzulassen bedeutet auch, dass Sie nicht versuchen, ihn von der eigenen Meinung zu überzeugen. Mit Charme erreichen Sie möglicherweise mehr. Fragen, die sich auf ein gutes Gedächtnis stützen, sind unangebracht, ebenso wie eine herablassende Einstellung.

Umgang mit Demenz – Vorschläge aus einem Tagebuch

Im Alter von 72 Jahren wurde bei Elke P. eine beginnende Demenz diagnostiziert. Das war vor einem Jahr. Seitdem schreibt sie wieder Tagebuch. Hier fasst Elke einige ihrer eigenen Erfahrungen und Beobachtungen zusammen, die es Familie und Freunden erleichtern sollen, Veränderungen bei an Demenz erkrankten Angehörigen wahrzunehmen und sich darauf einzustellen. Sie hat folgende Vorschläge:

- Lasst uns Zeit zum Sprechen, wartet, bis wir in dem Haufen Unordnung auf dem Boden unseres Gehirns das Wort endlich finden, das wir verwenden möchten. Bitte bringt unsere Sätze nicht für uns zu Ende. Hört einfach zu und lasst nicht zu, dass wir uns schämen, wenn wir beim Sprechen den Faden verlieren.
- Drängt uns nichts auf, denn wir können nicht schnell genug denken oder sprechen, um euch mitzuteilen, ob wir dafür oder dagegen sind. Lasst uns bitte Zeit zu antworten, damit ihr wisst, ob wir das wirklich tun wollen.
- Wenn ihr mit uns sprechen wollt, dann überlegt euch, wie ihr das tun könnt, ohne uns Fragen zu stellen, die uns beunruhigen oder uns unangenehm sind. Wenn wir etwas Besonderes vergessen haben, das erst vor Kurzem passiert ist, dann geht nicht davon aus, dass es für uns nicht auch etwas Besonderes war. Gebt uns einfach einen kleinen Hinweis, wir haben vermutlich nur gerade eine Gedächtnislücke.
- Versucht bitte nicht allzu sehr zu helfen, uns an etwas zu erinnern, das gerade erst passiert ist. Wenn wir es nie zur Kenntnis genommen haben, dann werden wir uns nie daran erinnern können.
- Versucht, wenn möglich, Hintergrundgeräusche zu vermeiden. Wenn der Fernseher läuft, dann schaltet bitte erst den Ton aus.
- Wenn Kinder herumtollen, so denkt daran, dass wir sehr schnell müde werden und es uns schwerfällt, uns zu konzentrieren und zuzuhören. Jeweils vielleicht nur ein Kind in der Nähe und kein Hintergrundgeräusch zu haben, wäre am besten.
- Ohrenstöpsel für einen Besuch im Einkaufszentrum oder an anderen lauten Orten wären gut.

Herausforderndes Verhalten

Was dem einen sonderbar anmutet, ist für den anderen eine Herausforderung. Als „herausforderndes Verhalten" werden Verhaltensauffälligkeiten und -muster bezeichnet, die in erster Linie von Mitmenschen als störend empfunden werden und deswegen auf Unverständnis stoßen. Dazu kann bereits zählen, dass ein Mensch mit Demenz in kurzen Abständen immer wieder die gleiche Frage stellt, scheinbar sinnfreie Handlungen stetig wiederholt oder unruhig hin und her läuft. Hier kann ein einfühlsamer Umgang eher helfen als Unverständnis. Auch eine

Grundsätzlich: Ich würde mich nie entschuldigen oder gar schämen. Aber ich würde eine kuriose Situation sachlich begründen. Einfach sagen: Martha ist dement. Martha meinte dann manchmal: Ja, und du auch. Oder: Du spinnst viel mehr als ich. Oder: Pöh. Du hast ja keine Ahnung. Eine Sachinformation erleichtert es dem Gegenüber, scheinbar eigenartiges Verhalten einzuordnen. Wenn man es nicht so deutlich sagen will, wäre eine schöne, etwas altmodische Formel: Sie hat's mit der Vergesslichkeit.
Martina B.

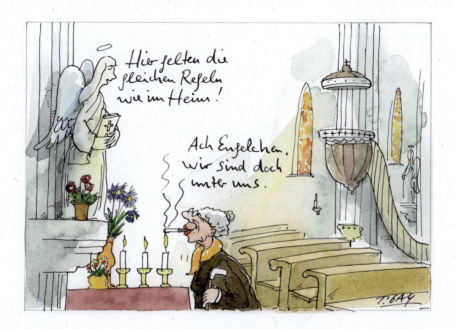

> ℹ **GUT ZU WISSEN**
>
> **Immer gleiche Fragen**
> → Versuchen Sie, die Frage zu beantworten.
> → Schreiben Sie die Antwort gut lesbar auf und zeigen Sie die Notiz, sobald der Mensch mit Demenz die Frage noch einmal stellt.
> → Geben Sie nicht nur eine Antwort, sondern beruhigen Sie sie oder ihn auch.
> → Wenn Sie die Geduld verlieren, gehen Sie für kurze Zeit aus dem Zimmer – und atmen Sie einmal tief durch.
> → Unterbrechen Sie die Situation, indem Sie ablenken und sie oder ihn mit etwas anderem beschäftigen.

Martha hat immer wieder Unsinn erzählt, auch wenn andere dabei waren ... aber ebenso offensichtlich Quatsch, dass ich damit weder vor mir selbst noch gegenüber anderen Probleme hatte. War ich mit ihr unterwegs und merkte, jetzt ist es genug: Die Datenannahme schließt für diesen Tag. Dann bin ich gegangen. Ich habe manchmal gemerkt, dass das andere irritiert, aber ich wusste: zügig! Besser, ich bin ein wenig unhöflich, als dass Martha gleich zu singen oder tanzen beginnt. Einfach das geringere Übel wählen.
Martina B.

Prise Humor kann zur Entspannung der Situation weit mehr bewirken als ein stiller Vorwurf oder offene Schuldzuweisungen.

In einer Endlosschleife gefangen?

Viele Menschen mit Demenz stellen immer wieder dieselbe Frage oder wiederholen die gleichen Sätze oder Handlungen. Das kann für sorgende Angehörige ausgesprochen anstrengend werden und den Eindruck nähren, dass der Mensch mit Demenz mit Absicht ärgern will. Das ist jedoch normalerweise nicht der Fall. Vielmehr hat er vielleicht einfach nur vergessen, dass er die Frage schon einmal oder auch häufiger gestellt hat. Oder die ständige Vergewisserung hilft ihm, mit seinen Zweifeln umzugehen.

Doch was tun, wenn ein Mensch mit Demenz sich nicht nur wiederholt, sondern in Anwesenheit von Freunden, Bekannten oder Kollegen frei von der Leber weg intime Dinge erzählt? Etwa Begebenheiten, die andere nicht einordnen und deshalb nicht entscheiden können, inwieweit die Geschichten erfunden oder tatsächlich so passiert sind? Es sollte zunächst versucht werden, von dem Thema abzulenken, gegebenenfalls die oder den Betroffenen im Redefluss zu unterbrechen. Wenn auch das erfolglos ist, bleibt als letzte Möglichkeit oft nur, den Raum oder die Gesellschaft gemeinsam zu verlassen.

Manchmal neigen Betroffene zu immer gleichen und sinnfrei erscheinenden Handlungen. Wenn etwa Strümpfe farblich passend in Teetassen einsortiert, Gegenstände von einer auf die andere Seite des Tisches und wieder zurückgestellt oder Schuhe poliert werden, die bereits auf Hochglanz sind, so ist dies kein Grund zur Beunruhigung, sondern Anzeichen einer Beschäftigung, die gelingt und gefällt.

Aggressives Verhalten
Wutausbrüche und befremdliche Verhaltensweisen werden weniger durch krankheitsbedingte Veränderungen im Gehirn ausgelöst, vielmehr sind sie als Zeichen zu sehen, dass die Betroffenen unberechenbar erscheinende Umgebungsbedingungen wahrnehmen. Sie leben in einer Welt, die sich scheinbar dauernd verändert und somit verunsichernd und bedrohlich wirkt, weil sie nicht abschätzen können, was als Nächstes kommt. Dies hängt auch damit zusammen, dass die Kontrolle über die eigene Privatsphäre, die eigene Wohnung verloren ist, wenn Angehörige und Pflegedienste einen Schlüssel haben und selbstverständlich auch dann einfach hereinkommen, wenn auf die Klingel bewusst oder unbewusst nicht reagiert wird.

Tritt aggressives Verhalten vermehrt auf, sollten Sie versuchen herauszufinden, warum sich die oder der Betroffene anders als gewohnt verhält. Die Emotionen haben einen bestimmten Grund und sind eine Reaktion auf etwas, was für sie oder ihn nicht stimmt. Worauf reagieren Menschen mit Demenz, wenn sie verängstigt sind oder plötzlich aggressiv werden, kratzen, beißen und spucken? Vielleicht auf Schmerzen? Oder reagieren sie auf eine Situation, die ihnen Furcht einflößt? Auf einen jählings lauten Satz, auf eine Person mit vermeintlich oder wirklich bösen Absichten?

Ein einfühlsames Umgehen mit der Situation führt eher zur Entspannung als laut geäußertes Unverständnis und Aggression. „Vernünftige Argumente" anbringen zu wollen, dies wird einen Menschen mit Demenz nicht erreichen und vermutlich erfolglos bleiben. Um eine verbale Auseinandersetzung nicht eskalieren zu lassen, können Sie kurzzeitig das Zimmer verlassen und einmal tief durchatmen (siehe dazu auch Tabu: Gewalt gegenüber Pflegebedürftigen → **Seite 110**).

Wenn ich gewusst hätte, dass die Aggression seine Art der Kommunikation und sein Umgang mit der Krankheit ist und nicht dazu gedacht, mir eins auszuwischen, wäre vieles für mich einfacher gewesen.
Ruth F.

CHECKLISTE

Bei aggressivem Verhalten:

Versuchen Sie ...
- den Anlass für das Verhalten herauszufinden und wenn möglich zu beseitigen
- gelassen zu bleiben und den Betroffenen zu beruhigen
- Körperkontakt herzustellen, beispielsweise durch Hand auf die Schulter legen oder Streicheln
- mit leisem Humor zu reagieren
- den an Demenz erkrankten Menschen abzulenken.

Vermeiden Sie ...
- Konfrontation, Diskussion und Streit
- Provokation durch abfälliges Verhalten
- den Versuch, einen an Demenz erkrankten Menschen gewaltsam festzuhalten
- mit lauten Schuldzuweisungen zu reagieren
- Betroffene einzuzwängen oder sich selbst in eine Ecke treiben zu lassen
- Angst zu zeigen
- Bestrafung.

Suchen Sie ...
- ärztlichen Rat und
- Hilfe, sobald Sie sich überfordert oder bedroht fühlen.

 GUT ZU WISSEN

Menschen mit Frontotemporaler Demenz fühlen anders

Anders als bei vielen Demenzformen legen Menschen mit Frontotemporaler Demenz eher Wert auf Abstand. Zu viel Nähe kann sie irritieren. Sie reagieren oft spontan auf äußere Reize, können Emotionen nicht kontrollieren, verlieren das Schamgefühl und werden maßlos – auch beim Essen. Sie bemerken einfach nicht, wenn sie die „Grenzen des guten Geschmacks" überschreiten. In solchen Fällen sind sie auf vertraute Personen angewiesen, die sie respektvoll, aber deutlich darauf hinweisen.

Nicht in jeder Situation, nicht bei jedem Menschen mit Demenz und nicht in jedem Krankheitsstadium lässt sich mit Ausdauer und Empathie eine Lösung finden. Dann sollten Sie sich nicht scheuen, einen Arzt um Rat und Hilfe zu fragen, um mögliche Ursachen für die Verhaltensauffälligkeit auf den Grund zu gehen. Womöglich ist eine medikamentöse Unterstützung unter bestimmten Umständen sinnvoll, damit die oder der Betroffene zur Ruhe kommen kann. Eine Ruhigstellung mit Medikamenten bei unbekannter Ursache ist grundsätzlich abzulehnen. Es sind sorgsam immer Nutzen und Nebenwirkungen einer solchen Behandlung gegeneinander abzuwägen.

Und dies nicht ohne Grund, denn sedierende Medikamente haben teils gravierende unerwünschte Wirkungen, während das zugrunde liegende Problem in aller Regel ungelöst bleibt. Der zuvor auffällige Patient ist damit vielleicht fürs Erste pflegeleichter geworden, aber Symptome wie Unruhe und Aggressivität bleiben nur so lange gedämpft, wie die sedierende Behandlung fortgeführt wird (siehe Neuroleptika → Seite 60).

→ **TIPP**

Die Körperwahrnehmung nimmt im Verlauf einer fortschreitenden Demenz immer weiter ab. Dies kann zu Ängsten und auch herausforderndem oder agitiertem Verhalten führen. Durch Gewichts- beziehungsweise Therapiedecken können Menschen mit Demenz den Körper wieder intensiver wahrnehmen, weil sich durch deren sanften Druck Muskeln und Nervensystem entspannen. Die Angst wird gelindert und der Körper kann sich insgesamt leichter von Unruhe, Erregtheit und Anspannung erholen. Das Einschlafen gelingt besser und der Schlaf wird ruhiger.

Vorwurf des Diebstahls

Eine Beschuldigung durch die an Demenz erkrankte Mutter, Großmutter oder den Ehemann wie etwa „Du hast mein Portemonnaie gestohlen!" oder „Es reicht wohl nicht, dass ich dir bei jedem Spaziergang ein Eis spendiere!" oder „Ich habe es schon immer gewusst, dass du klaust!" kann sehr verletzend sein. Schlimmer noch, wenn Derartiges lauthals gegen eine externe Pflegekraft oder einen hilfsbereiten Nachbarn geäußert wird. „Beschuldigte" sollten sich gewahr sein, dass es sich dabei eher nicht um eine böswillige Verleumdung handelt, sondern ein Versuch sein kann, Lücken in der Erinnerung zu füllen. Aber vielleicht ist die Geldbörse ja auch wirklich weg. Am Ende hat sie eine Besucherin versehentlich eingepackt.

Die Situation wird aber eher folgende sein: Tatsächlich hat der an Demenz erkrankte Mensch sein Portemonnaie immer am selben Platz, zum Beispiel in der Handtasche oder der alten Aktentasche. Das ist der feste Platz, da kommt das Geld immer hin, da wird es aufbewahrt und im Bedarfsfall, wenigstens nach längerer Suche, auch gefunden. Eines Tages erscheint dieser Platz aber nicht mehr sicher genug, vielleicht einfach nur deshalb, weil unübersehbar viele „Fremde" in der Wohnung ein- und ausgehen. Jedenfalls wird daraufhin ein neues Versteck gesucht, das mehr Sicherheit bieten soll, etwa im Kühlschrank hinter den Tomaten, in der Innentasche des Wintermantels, der jetzt aber auf dem Boden hängt, oder im Getränkeregal im Keller. Dem Sicherheitsbedürfnis ist damit voll entsprochen, nur leider sind diese Überlegungen als auch der neue Ablageort bald vergessen. Findet der Mensch mit Demenz das Portemonnaie dann nicht wieder, erscheint ihm ein Diebstahl eben naheliegend.

Bewegungsdrang

Besonders im mittleren Stadium der Demenzerkrankung zeigen viele Betroffene einen ausgeprägten Bewegungsdrang mit großer innerer Unruhe. Eine mögliche Ursa-

 GUT ZU WISSEN

Verständnisvolles Vorgehen

→ Nehmen Sie die Befürchtungen der oder des Betroffenen ernst. Das Geld ist weg – das ist wirklich schlimm!
→ Diskutieren Sie nicht über die Richtigkeit der subjektiven Wahrnehmung, bestohlen worden zu sein.
→ Nehmen Sie die Anschuldigungen nicht persönlich.
→ Versuchen Sie, gelassen zu reagieren.
→ Bieten Sie an, den vermissten Gegenstand gemeinsam zu suchen.
→ Versuchen Sie den Überblick zu behalten, wo Gegenstände versteckt werden.
→ Suchen Sie die bekannten Verstecke ab.
→ Achten Sie beim Ausleeren von Papierkörben auf den gesuchten Gegenstand.

 GUT ZU WISSEN

Nervöses Hin- und Herlaufen

→ „Laufen lassen" ist oft die beste Lösung. Denn für den Menschen mit Demenz ist das Laufen sinnvoll.
→ Suchen Sie nach Ursachen für die innere Unruhe.
→ Versuchen Sie eine Umgebung zu schaffen, die Geborgenheit vermittelt.
→ Auch Hausmittel wie Kräutertee oder Milch mit Honig können helfen.
→ Ein Ortswechsel oder der gemeinsame Beginn einer anderen Aktivität kann die Unruhe lindern.
→ Gehen Sie zusammen, gleich bei welchem Wetter, im Freien spazieren.
→ Finden Sie gemeinsam eine sinnvolle Beschäftigung.
→ Beim Laufen wird viel Energie verbraucht, sodass die Ernährung entsprechend angepasst werden muss. Dabei empfiehlt sich ein kalorienhaltiges Angebot als Fingerfood an den Laufwegen (Rezepte → **Seite 121**).

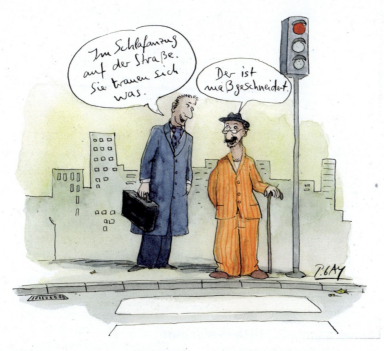

che kann eine innere Anspannung sein, die durch krankhafte Veränderungen im Gehirn hervorgerufen wird. Hinzu kommt, dass das Gehen für sie von besonderer Bedeutung ist, solange sie noch körperlich fit sind. Das Gleichmaß des Gehens bietet einen Ausgleich zum inneren Getriebensein und gehört zu den Aktivitäten, die noch selbstständig ausgeführt werden können. Gehen gibt Entscheidungsfreiheit zurück.

Nächtliches Wandern

Manche Demenzkranke laufen tagsüber viel (Weglauf- oder Hinlauftendenz → **Seite 108**), andere werden bei Nacht unruhig und verlassen das Bett. Sie haben oft ein bestimmtes Ziel. Es ist durchaus möglich, dass ein Mensch mit Demenz bei Nacht und Nebel loszieht, um ihm wichtig erscheinende Besorgungen zu machen oder ebenso unaufschiebbare Termine einzuhalten.

Schlafstörungen und die Schwierigkeit, Tag und Nacht zu unterscheiden, führen oft dazu, dass sich das „Wandern" auch auf die Nacht ausdehnt. Das ständige Hin- und Herlaufen kann für die Angehörigen sehr nervenaufreibend sein. Besonders wenn die Wanderungen sich regelmäßig bis in oder über die Nacht erstrecken, besteht die Gefahr, dass die Gesundheit aller im Haushalt Lebenden darunter leidet. Um pflegende Angehörige zu entlasten und eine gereizte Atmosphäre zu entspannen, wäre eine Nachtpflege eine gute Hilfe. Allerdings sind solche Angebote bisher nur selten zu finden. (Entlastungsangebote → **Seite 137**).

Weglauf- oder Hinlauftendenz

Wenn an Demenz erkrankte Menschen sich körperlich fit fühlen, besteht oft auch ein großes Bedürfnis nach Bewegung, wobei weite Strecken zurückgelegt werden können. Doch der Wunsch, sich frei zu bewegen, ist oft nicht der einzige Grund, die Wohnung zu verlassen. Wenn Menschen mit Demenz weglaufen, möchten sie nicht einfach „abhauen", sondern zu einem bestimmten Ziel hinlaufen. Deshalb wird anstatt des Begriffs „Weglauftendenz" häufig auch der Begriff „Hinlauftendenz" verwendet.

Bei der Frage nach dem „Wieso" wird die oder der Betroffene mit Nachdruck zu verstehen geben, dass sie oder er noch etwas zu erledigen hat, zur Arbeit oder dringend noch etwas einkaufen gehen muss. Lebt er nicht

 GUT ZU WISSEN

Schlafstörungen und nächtliches Wandern

→ Achten Sie auf einen strukturierten Tagesablauf mit festgelegten Zeiten für Mahlzeiten und Aktivitäten (Alltag strukturieren → **Seite 71**).

→ Verbinden Sie das Zubettgehen mit Ritualen wie Vorlesen oder einer beruhigenden Musik.

→ Auch Gewohnheiten wie das „Feierabendbier" dürfen weitergepflegt werden. Falls es sich nicht mit den Medikamenten verträgt, kann auf Alkoholfreies zurückgegriffen werden.

→ Sorgen Sie dafür, dass die oder der Betroffene sich tagsüber im Freien bewegt und beschäftigt ist, damit sie oder er am Abend müde ist.

→ Ziehen Sie die Vorhänge nur nachts zu, sodass klar ersichtlich wird, wann Tag und wann Nacht ist, also wann es draußen hell und wann es dunkel ist. Bei durchgehend gedämpftem Licht verstärken sich die Schlafstörungen.

→ Wenn die Sonne im Sommer erst um 21:30 Uhr untergeht, sollte nicht darauf bestanden werden, dass der Mensch mit Demenz bereits um 20:00 Uhr im Bett liegt.

→ Begrenzen Sie den Schlaf der oder des Betroffenen tagsüber.

→ Ein bequemes Bett, angenehme Raumtemperatur, ein offenes Fenster und ein warmes Milchgetränk oder Kräutertee können beim Einschlafen helfen.

→ Achten Sie darauf, dass Sie selbst genug schlafen: Gereiztheit überträgt sich.

→ Nutzen Sie Entlastungsangebote (Entlastungsangebote → **Seite 137**).

mehr in seiner eigenen Wohnung, sondern im Haushalt von Sohn oder Tochter oder einer Demenz-WG, findet er es bei Anbruch der Dämmerung möglicherweise höchste Zeit, endlich nach Hause zu gehen, womit aber seine ehemalige, vertraute Wohnung gemeint ist. Was aus Sicht eines Menschen mit Demenz folgerichtig und vernünftig erscheint, ist für Außenstehende nicht immer leicht nachvollziehbar. Pflegende Angehörige stehen in dieser Situation zum einen vor der Aufgabe, dem an Demenz erkrankten Menschen trotz nachlassender zeitlicher und räumlicher Orientierung ausreichend Bewegungsfreiheit zu ermöglichen, zum anderen aber sicherzustellen, dass er wohlbehalten wieder zurückkehrt.

Für den Fall, dass sich ein Mensch mit Demenz verirrt, sollten Name, Adresse und Kontakt in die Kleidung eingenäht werden. Es kann von Vorteil sein, die Nachbarn einzuweihen und das nahe Umfeld zu informieren. Dazu zählen vielleicht der Bäcker, die Verkäuferin im Drogeriemarkt und die örtliche Polizei, zu deren Verantwortungsbereich die Suche nach hilflosen Personen gehört. Dazu ist es hilfreich, ein aktuelles Foto der oder des demenzkranken Angehörigen bereitzuhalten.

Erscheinen diese Maßnahmen aber als unzureichend oder unannehmbar, kann ein GPS-Ortungsgerät am Armband, als Armbanduhr oder integriert in eine Schuhsohle dabei helfen, den Spagat zwischen Bewegungsfreiheit und Sicherheit zu schaffen. Das ständige Tragen solcher Geräte kann aber als störend empfunden werden und ist technisch nicht vollständig verlässlich. Außerdem ist deren Einsatz auch rechtlich heikel. Gegen den Willen der oder des Betroffenen kann dies nur ein Betreuer anordnen, der das Aufenthaltsbestimmungsrecht innehat (siehe auch Betreuungsverfügung → **Seite 160**). Und selbst dann ist es nur statthaft, um die Freiheit und Bewegung des Menschen mit Demenz nicht einzuschränken.

Wurde bereits eine Vorsorgevollmacht erteilt, kann es sein, dass auch zu diesem Thema etwas festgehalten wurde. Denn darin ist der Punkt „freiheitsentziehende Maßnahmen" gesondert aufgeführt. Eventuell hat sich die oder der Betroffene auch bereits zu dem Einsatz einer GPS-Uhr geäußert (Hausnotrufsysteme → **Seite 179**).

 RECHT

Bei einem GPS-Ortungsgerät handelt es sich in bestimmten Fällen um ein Hilfsmittel zum Ausgleich einer Behinderung nach § 33 Abs. 1 Satz 1 SGB V. Die Kosten dafür müssen daher von der Krankenkasse übernommen werden. Dies besagt ein Urteil des Bundessozialgerichts vom 10.9.2020, Az.: B3 KR 15/19 R.

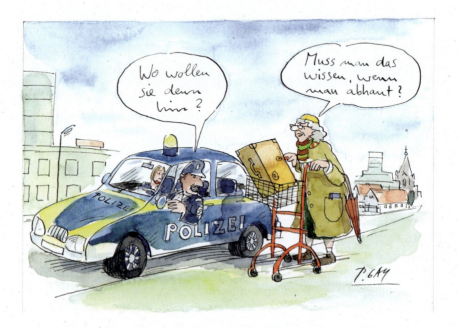

Tabu: Gewalt gegenüber Pflegebedürftigen

Die Pflege einer oder eines demenzkranken Angehörigen ist eine anstrengende und fordernde Aufgabe. Je weiter die Demenz fortschreitet, umso mehr Hilfe wird benötigt. Bei einer weit fortgeschrittenen Demenz ist häufig eine Pflege und Betreuung rund um die Uhr erforderlich, und das sieben Tage in der Woche und 365 Tage im Jahr.

Fürsorge und Pflege werden von den Angehörigen oft bis an die Leistungsgrenze gewährleistet. Häufig werden diese Anstrengungen nicht angemessen gewürdigt. Durch nahe Verwandte finden Pflegende kaum Unterstützung. Sie wollen alles richtig machen, haben aber niemanden, der ihnen sagt, worauf sie achten sollten. Der Mensch mit Demenz handelt aus Sicht der Pflegenden oft unverständlich, sorgt für schlaflose Nächte, besonders wenn sie oder er auch nachts im Haus herumirrt oder aggressiv wird.

All das kostet Kraft und zerrt an den Nerven. Schließlich kann sich die Situation so zuspitzen, dass der pflegende Angehörige zur Gewalt greift. Sie hat verschiedene Formen: körperliche Gewalt, wie schlagen, schütteln, zum Essen zwingen, die Gehhilfen wegnehmen und psychische Gewalt durch Beschimpfen, Erniedrigen, Demütigen. Aber auch Ein-

Damit ein an Demenz erkrankter Mensch die Eingangstür in Haus oder Wohnung nicht erkennt und weglaufen kann, gelten mit 3-D-Bildern eines Bücherregals oder eines Aquariums beklebte Türen als vermeintlich „freundliche Lösung". **Anke Franke, Pflegeheimleiterin in Lindau am Bodensee,** zeigt sich verständnislos gegenüber dieser inzwischen häufig angewandten Praktik: *Dann ist der Demenzkranke trotzdem gefangen und eingesperrt. Und wenn einer einen Bewegungsdrang hat und nicht raus kann, dann geht die ganze Spirale los, dass er aggressiv wird, weil er an die frische Luft und sich bewegen will und weil er nicht versteht, dass er hier nicht raus kann. Dann bekommt er Medikamente, weil er so unruhig und getrieben ist – das wird toleriert.*

schränkungen der persönlichen Freiheit und des freien Willens gehören dazu.

Nicht selten kommt es zu Ungerechtigkeiten oder Beschimpfungen durch den pflegebedürftigen Menschen, der mit sich und seinen Einschränkungen unzufrieden ist oder Situationen falsch einschätzt. Er verschafft sich dann demjenigen gegenüber Luft, der immer da ist: dem pflegenden Angehörigen. Diese müssen psychisch stabil, ausgeglichen und gelassen sein, um damit richtig umzugehen. Es hilft nichts, den Menschen mit Demenz zu belehren und recht haben zu wollen. Pflegende sollten sie mit großer Geduld so annehmen, wie sie sind. Kritische Situationen lassen sich manchmal mit Humor entspannen.

Überhaupt bewegt sich die Pflege auf einem schwierigen Grat zwischen gut gemeintem Schutz, ungewollter Missachtung und Gewalt. Wo wird die pflegebedürftige Person geschützt, vielleicht auch vor sich selber, und wo fängt die Einschränkung der Persönlichkeit an? Muss beispielsweise eine Pflegebedürftige zum Essen gezwungen werden, weil sie Suppe oder Saft nicht mag, aus Angst, dass sie verhungert oder verdurstet? Gewalt ist immer noch ein Tabuthema. Dabei ist es wichtig, sich sachlich damit auseinanderzusetzen, damit Gewalt frühzeitig erkannt und vermieden werden kann.

Achten Sie auf sich!

→ Seien Sie achtsam mit sich selbst und Ihren Kräften.
→ Gönnen Sie sich Auszeiten durch Verhinderungs- und/oder Kurzzeitpflege.
→ Nehmen Sie Ihre eigenen Bedürfnisse wahr: Sind Sie nervös, gereizt und angespannt? Oder gar niedergeschlagen?
→ Haben Sie häufige Infekte? Oder Rückenschmerzen? Leiden Sie unter Schlafstörungen?
→ Nehmen Sie diese Warnsignale ernst.

Beugen Sie vor!
→ Nutzen Sie schon frühzeitig und auch begleitend während der Erkrankung Beratungsangebote.
→ Beim Alzheimer-Telefon unter der Festnetznummer 030 259 37 95 14 können Sie Tipps zum Umgang mit herausfordernden Situationen erhalten und auch Hinweise zu Entlastungsangeboten, die Sie stärken können.
→ Nutzen Sie die Entlastungsangebote vor Ort, und das schon frühzeitig, sodass alle Beteiligten sich daran gewöhnen können und Sie kleine Auszeiten haben.
→ Informieren Sie sich über die demenzielle Erkrankung Ihres Angehörigen.
→ Nutzen Sie spezielle Pflegekurse für Angehörige von Menschen mit Demenz (über Angebote informieren die Pflegekassen, die Pflegeberatung, die örtliche Alzheimer-Gesellschaft).
→ Nehmen Sie Kontakt zu Selbsthilfegruppen auf, die im Umgang mit problematischen Situationen in der Pflege unterstützen.
→ Vielleicht denken Sie auch darüber nach, die Pflege ganz anders zu gestalten und sich weniger zu beteiligen.

> **GUT ZU WISSEN**
>
> Weitere Informationen und Krisentelefone in Ihrer Nähe finden Sie beim Zentrum für Qualität in der Pflege (ZQP).
> https://www.pflege-gewalt.de

Essen und Trinken

Bei einem an Demenz erkrankten Menschen nimmt häufig nicht nur das Gedächtnis, sondern oft auch das Gewicht ab, da die Wahrnehmung von Hunger und Durst vermindert ist. Stellt sich dann doch das Durstgefühl ein, ist dies bereits ein Notsignal des Körpers und ein erstes Anzeichen, dass der oder dem Betroffenen eine innere Austrocknung (Dehydration) droht. Allein durch Flüssigkeitsmangel können schwere Verwirrtheitszustände hervorgerufen werden, die sich schnell bessern oder ganz verschwinden, sobald wieder ausreichend getrunken wird. Um für regelmäßiges Trinken zu sorgen, kann etwa eine „Trink-App" auf einem Mobiltelefon genutzt werden, die daran erinnert. Dies geht natürlich nur, wenn die oder der Betroffene das auch versteht. Sinnvoller sind hier eher die ständige Aufforderung, das gemeinsame Zuprosten und das gemeinsame Trinken.

→ **TIPP**

Ob ein Flüssigkeitsmangel besteht, können Sie bei sich selbst durch Prüfung des Spannungszustands der Haut leicht erkennen, weil dieser normalerweise durch den Flüssigkeitsgehalt des Körpers bestimmt wird. Dafür nehmen Sie am Handrücken oder Unterarm etwas Haut zwischen Daumen und Zeigefinger und drücken sie zu einer Falte zusammen. Bleibt sie nach dem Loslassen über Sekunden bestehen, so kann dies als Anzeichen eines Flüssigkeitsmangels gewertet werden.

Um einer ernährungsbedingten Verschlechterung der Demenz vorzubeugen, sollten Sie generell darauf achten, dass die oder der demenzkranke Angehörige genügend isst. Dafür sind feste Essenszeiten wichtig. Dies gibt dem Tag Struktur und es wird gleichzeitig vermieden, dass Essen und Trinken einfach vergessen werden.

Unruhige Demenzkranke stehen beim Essen ständig auf oder sie halten sich gern im Freien auf und machen ausgiebige Spaziergänge. Dadurch erhöht sich ihr Bedarf an Nährstoffen und Energie. Gleichzeitig fehlt ihnen oftmals Zeit und Muße, ausreichend zu essen und zu trinken. Die Betroffenen sollten mehrere kalorienreiche Speisen oder Getränke in kleinen Portionen über den Tag verteilt zu sich nehmen (Fingerfood und Funktionsgeschirr → **Seite 114**). Neben hochkalorischen Suppen sind Getränke wie Obst- und Gemüsesäfte sowie Vollmilch recht energiehaltig. Diese hochkalorischen Getränke sollten jedoch über den Tag verteilt getrunken werden, ansonsten verursachen sie gerne Durchfall. Damit können Sie zum einen den Flüssigkeitsbedarf decken und zum anderen die Kalorienzufuhr erhöhen. Vorsicht mit Milchprodukten ist natürlich bei Laktoseintoleranz geboten, die mit zunehmendem Alter häufiger wird.

Menschen mit Demenz leiden häufig unter Appetitlosigkeit. Da bei ihnen Geruchs- und Geschmackswahrnehmung beeinträchtigt sind, sind fade Suppen und geruchsarme Speisen nicht die geeigneten Appetitanreger. Vertraute Kräuter und Gewürze wie Bohnenkraut und Schnittlauch, auch intensive, leckere Essensdüfte von frisch gebackenen Waffeln oder Kaffee verführen zum Essen und Trinken. Auch wenn es sich mit festen Essenszeiten nicht verträgt, kann es sinnvoll sein, wenn Sie kleine Schälchen mit Obst, Gemüse- oder auch Schokoladenstücken in der Wohnung verteilt aufstellen. Einige Anregungen finden Sie unter: Rezepte für energiereiche Getränke und Zwischenmahlzeiten → **Seite 121**.

An Demenz erkrankten Menschen fällt es immer schwerer, Entscheidungen zu treffen. Deshalb kann sie bereits die Frage „Was möchtest du gern essen?" überfordern. Besser ist es, wenn Sie ein Gericht servieren, das schon immer gern gegessen wurde. Dennoch können Speisen, die vor der Erkrankung gemocht wurden, plötzlich abgelehnt werden, weil der an Demenz erkrankten Person möglicherweise nun der Sinn allenfalls noch nach Süßem, nicht aber mehr nach Herzhaftem steht. Es ist im Einzelfall abzuwägen, wie eine sinnvolle Ernährung aussehen kann, denn ohne Frage ist es besser, „ungesund" anstatt gar nichts zu essen.

Als Ursachen für Appetitlosigkeit und stark veränderte Essgewohnheiten sollten Sie Schluckstörungen (Schluckstörungen beim Essen → **Seite 116**), Zahnschmerzen oder eine schlecht sitzende Zahnprothese ausschließen. Ein veränderter Geschmacks- und Geruchssinn kann jedoch auch auf eine ernsthafte innere Erkrankung, wie etwa eine Entzündung der Leber, zurückzuführen sein. Lassen Sie dies gegebenenfalls durch den Hausarzt abklären.

Mahlzeiten haben auch eine soziale Komponente: Eventuell können Sie Nachbarn fragen, ob ein gemeinsames Frühstück oder Mittagessen mit Ihrem Angehörigen für sie denkbar ist. Manche Pflegeheime oder Wohlfahrtsverbände haben spezielle Angebote für Senioren, die zu Hause leben. Wer dort teilnimmt, bekommt regelmäßig ein seniorengerechtes Essen, bleibt in Bewegung und vereinsamt auch nicht.

Wenn ich sichergehen will, dass sie genügend von dem isst, was ich für erforderlich halte, dann sorge ich dafür, dass sie es in meiner Gegenwart tut. Dann muss ich mich gegebenenfalls zwei Stunden dazusetzen. Martha bevorzugt Süßes. Über Gesundes wie Erdbeeren und Gemüse freuen sich in Martina B.s Abwesenheit in der Regel Nachbars Katzen oder Hunde, die Martha damit füttert. *Ich habe das dann für mich so gelöst, dass ich mittags zwei Stunden frei nahm. In der Zeit war ich auch telefonisch nicht erreichbar. Ich ging zum Friseur oder traf mich mit einer Freundin, sodass ich abends, wenn ich [zu Martha] nach Hause kam, sozial glücklich war und ein Buch oder eine Zeitung in die Hand nahm und gelesen oder mit Digitalfreunden gechattet habe – und zwar so lange, bis Martha mit dem Essen und ihren Küchenarbeiten fertig war.*
Martina B.

Fingerfood und Funktionsgeschirr
Spezielles Geschirr wie Teller mit hochgewölbtem Innenboden erleichtert es, Festes und Flüssiges auf Gabel und Löffel zu bringen, indem das Essen dem Besteck entgegenrutscht. Da weiche Kontraste und Farbunterschiede schlechter wahrgenommen werden, ist Geschirr in kräftigen Farben günstiger. Um einen ausreichenden Kontrast zu erzielen, genügt es, beispielsweise eine helle Creme-

suppe nicht auf weißen, sondern auf blauen oder roten Tellern zu servieren. Buntes Gemüse hebt sich wiederum besser vom weißen Teller ab.

Zu den vielen alltäglichen Dingen, die mit fortschreitender Demenz immer mehr zum Problem werden, gehört der Umgang mit dem Essbesteck. Neben dem Abbau der Feinmotorik gerät mehr und mehr in Vergessenheit, wie damit umzugehen ist. Aber selbst wenn Messer, Gabel oder Löffel nicht mehr als solche benannt werden können, bleibt doch die erlernte Fertigkeit lange erhalten. Es reicht vielleicht aus, den Löffel in die Hand zu geben oder den Umgang damit zu zeigen, damit die Routine angestoßen wird.

Wenn der Umgang mit Besteck völlig unmöglich oder das feinmotorische Geschick weitgehend verloren ist, so können doch die altbekannten Appetithäppchen serviert werden, die neuerdings als „Fingerfood" daherkommen. Obwohl dies bei vielen Anlässen seit Langem salonfähig ist, werden Alte und Kranke immer noch beäugt, wenn sie mit den Fingern essen. Wichtig ist aber allein, dass weiterhin ohne fremde Hilfe gegessen werden kann. Das demütigende „Mund auf, Mund zu, Schlucken!"-Kommando entfällt jedenfalls für alle Beteiligten. Die an Demenz erkrankte Person hat auch das Tempo wieder selbst in der Hand.

Dabei geht es aber nicht unbedingt darum, den Sonntagsbraten mit den Fingern zum Mund zu führen. Es darf alles angeboten werden, was mühelos in die Hand genommen und mit maximal zwei Bissen gegessen werden kann: Obst (Apfel- oder Birnenstückchen, Weintrauben), Gemüse (Tomaten halbiert, Gurkenscheiben, gekochte Karotten oder Rosenkohl), Fischstäbchen,

GUT ZU WISSEN

Entspannte Mahlzeiten

- Sorgen Sie für eine entspannte und angenehme Atmosphäre.
- Sorgen Sie für Gesellschaft – gemeinsam schmeckt es besser.
- Führen Sie ein normales Tischgespräch.
- Unterstützen Sie das Essen mit Redewendungen wie „Guten Appetit!", „Hmmh – das schmeckt wie früher (wie bei Muttern)", „Uns geht es gut!"
- Reduzieren Sie Ablenkungen: nicht zu viele Speisen auf dem Tisch, nicht zu viel ablenkende Dekoration, nicht den Fernseher oder das Radio nebenher laufen lassen.
- Haben Sie Geduld, aber ziehen Sie das Essen auch nicht unnötig in die Länge.
- Die Mahlzeit sollte nicht länger als 30 Minuten dauern.

halbierte Mini-Frikadellen, Schinkenröllchen, Käsehappen, kleine Ofenkartoffeln, gefüllte Blätterteigtaschen, ein gekochtes und halbiertes Ei und so weiter. Mit etwas Fantasie und Routine lassen sich viele Speisen als Fingerfood anrichten.

Schluckstörungen beim Essen
Schluckbeschwerden haben verschiedene Ursachen. Allseits bekannt sind schmerzhafte Entzündungen im Hals und Rachen, ein schlecht sitzendes Gebiss oder Zahnschmerzen sowie viele andere, teils ernste Erkrankungen. Wie unangenehm eine Schluckstörung sein kann, hat exemplarisch fast jeder Gesunde selbst schon erlebt, etwa wenn er in Gesellschaft gerade einen Schluck aus der Sprudelflasche nimmt und wegen einer witzigen Begebenheit plötzlich losprusten muss, woraufhin der saure Sprudel in der Nase schmerzt und ein kaum zu bezähmender Husten folgt. Hier störte zwar nur der Lachreflex das Programm, aber im Rahmen einer Demenz können im fortgeschrittenen Stadium chronische Schluckstörungen auftreten, wenn im Hirnstamm die Koordination des Schluckakts gestört ist. Dieser läuft nach dem willentlichen Auslösen des Schluckreflexes in vielen kleinen Schritten nach einem angeborenen Schema ab. Es sorgt unter anderem dafür, dass dem Speisebrocken sowohl der Weg rückwärts in die Nase als auch der Weg in die Lunge verlegt wird. Dabei legt sich einerseits das Gaumensegel an die Rachenhinterwand an und andererseits wird der Kehldeckel über den Eingang der Luftröhre gezogen. Zum Schutz der Lunge wird sogar die Atmung für kurze Zeit ausgesetzt.

Dies geschieht, wenn die Aktivierung und Entspannung der Mund-, Rachen- und Schlundmuskulatur nicht mehr zum richtigen Zeitpunkt erfolgt. Die oder der Betroffene hustet, verschluckt und räuspert sich ständig. Bei ausgeprägten Formen entwickelt sich regelrecht Angst vor dem Essen: Wenn jeder Bissen förmlich im Hals stecken bleibt und das Essen eine Qual ist, kann es schnell dazu kommen, dass nicht mehr genügend gegessen wird. Nicht selten kommt es in Folge zu einer Mangelernährung. Akut lebensbedrohlich wird es, wenn größere Nahrungsbrocken die Luftröhre verlegen oder kleinere weiter herunterrutschen und unten angelangt zu einer Lungenentzündung führen. Schluckstörungen sollten deshalb unbedingt fachärztlich untersucht und behandelt werden.

Wenn die Schluckstörung weniger gravierend ist, können Getränke angedickt und festes Essen püriert werden. Gegebenenfalls kann auch eine Nahrungsumstellung erfolgen, beispielsweise auf Trinknahrung („Astronautennahrung"), womit sich akute Ernährungsdefizite schnell ausgleichen lassen. Für Menschen mit Demenz ohne Schluckstörungen kann Trinknahrung auch zur Nahrungsergänzung dienen. Einige Anregungen und Rezepte für Speisen und Getränke für Betroffene mit Schluckbeschwerden finden Sie ab → Seite 121.

Generell benötigen Betroffene mit Schluckstörungen zum Essen deutlich mehr Zeit, da das Kauen länger dauert, ständig gehustet wird und immer wieder Pausen eingelegt werden müssen. Auch nach dem Essen sollte noch genügend Zeit gelassen werden, bis wirklich auch der letzte Bissen komplett geschluckt ist. Eine aufrechte Sitzhaltung mit leicht nach vorn gebeugtem Kopf erleichtert dies.

Künstliche Ernährung von schwer Demenzkranken

Ernährungs-, insbesondere Schluckstörungen sind ein wiederkehrendes Thema in den Beratungen von Angehörigen von Menschen mit Demenz. Wenn Speisen und Getränke abgelehnt werden, kann dies auf ein „Nicht-Wollen" oder ein „Nicht-Können" zurückzuführen sein. Vielleicht verspürt Ihr Angehöriger weder Hunger noch Durst, erkennt die Speisen nicht als solche, versteht die Situation nicht oder kann mit dem Besteck nicht umgehen und sieht sich deswegen beim Essen überfordert?

Gründe für ein „Nicht-Können":
→ **Medizinische Gründe:** Einnahme von Medikamenten, Übelkeit, chronische Schmerzen, Entzündung der Mundschleimhaut, Verengung der Speiseröhre, Schluckstörungen, Magenschmerzen oder schlicht ein schadhaftes oder falsch sitzendes Gebiss
→ **Soziale Gründe:** Ungeduld und Zeitmangel der Pflegenden, da Betroffene mit Schluckstörungen deutlich mehr Zeit zum Essen benötigen
→ **Andere Gründe:** nicht berücksichtigte Essensvorlieben oder -abneigungen, Nichterkennen von Nahrung, Vergessen von Handlungsabläufen, innere Unruhe der oder des Betroffenen

Bleibt die Suche nach behebbaren Ursachen erfolglos und ist Ihr Angehöriger weiterhin nicht zur Nahrungsaufnahme zu bewegen, kann eine **Magensonde (PEG-Sonde, perkutane endoskopische Gastrostomie)** eine Möglichkeit sein, um lebensnotwendige Nahrung zuzuführen. Eine PEG-Sonde stellt über einen von außen angelegten, weichen Kunststoffschlauch eine direkte Verbindung durch die Bauchdecke zum Magen her. Am äußeren Ende der Sonde (Sondenkopf) lässt sich eine Art Infusionsbeutel, eine größere Spritze oder eine Ernährungspumpe ankoppeln, welche eine Nährlösung in den Magen befördert.

Durch die künstliche Ernährung können chronischer Unterernährung und Flüssigkeitsmangel entgegengewirkt und Schwäche,

Ermüdbarkeit, Kälteempfindlichkeit sowie Sturzgefährdung und Verwirrtheitszustände (Delir) vermieden werden. Wenn Ihr Angehöriger die Magensonde gut akzeptiert, kann möglicherweise dessen Mobilität erhalten und Bettlägerigkeit verhindert werden.

Die Entscheidung für oder gegen das Legen einer Magensonde ist von vielen Fragen und Zweifeln begleitet. Dabei spielt der Gesundheitszustand der oder des Betroffenen eine besondere Rolle: Einem Sterbenden sollte keine PEG-Sonde zugemutet werden. Bei schweren körperlichen Erkrankungen, die dem Menschen mit Demenz Schmerzen bereiten und eine schlechte Prognose haben, oder bei Betroffenen, die keine fremden Objekte an ihrem Körper tolerieren, sich häufig ausziehen und aggressiv auf die Nähe anderer Personen reagieren, sollte ebenfalls auf die Sonde verzichtet werden.

Bevor Sie diese einschneidende Entscheidung treffen, Ihren schwer an Demenz erkrankten Angehörigen künstlich ernähren zu lassen, sollten Sie sich ausführlich mit dem behandelnden Arzt beraten. Sie müssen sich nicht sofort entscheiden und brauchen sich auch nicht unter Druck setzen zu lassen. Druckausübung geschieht immer wieder im moralisierenden Tonfall: „Sie wollen Ihren Angehörigen doch nicht verhungern und verdursten lassen?" Dies ist gewiss ein Argument, aber eben nicht das einzige. Selbst wenn Sie sich gegen eine Magensonde entscheiden,

> GUT ZU WISSEN
>
> **Nutzen künstlicher Ernährung**
>
> Nach den Ergebnissen mehrerer klinischer Studien geht es Patienten mit schwerer Demenz besser, wenn sie nicht künstlich ernährt werden: Schwer Demenzkranke, die zu erkennen gaben, dass sie keine Nahrung mehr wollten und nicht künstlich ernährt wurden, waren zufriedener, hatten weniger Schmerzen und litten deutlich weniger. Umgekehrt gab es keine Hinweise auf eine Lebensverlängerung, eine Verbesserung des Ernährungsstatus oder gar der Lebensqualität durch künstliche Ernährung.

besteht immer die Möglichkeit, eine adäquate Flüssigkeitszufuhr über Infusionen zu gewährleisten, sodass die Betroffenen nicht verdursten. Nehmen Sie sich die nötige Zeit für die Entscheidung. Gegebenenfalls können Sie auch eine ärztliche Zweitmeinung einholen. Die oder der Demenzbetroffene muss der Umstellung auf eine künstliche Ernährung zustimmen. Ist sie oder er hierzu nicht mehr in der Lage, soll versucht werden, den mutmaßlichen Willen herauszufinden. Im besten Fall liegt eine Patientenverfügung vor, in der die Frage nach der künstlichen Ernährung am Lebensende beantwortet wird (Patientenverfügung → **Seite 161**).

GUT ZU WISSEN

Lebensverlängernde Maßnahme

Hohes Alter oder eine schwer ausgeprägte Demenz bei einer noch guten körperlichen Verfassung sollten grundsätzlich keine Argumente sein, um auf das Legen einer PEG-Sonde zu verzichten. Genau abzuwägen ist, wenn die Demenz sehr weit fortgeschritten und von einem ausgeprägten körperlichen Abbau mit Immobilität, Sprachverlust, Inkontinenz sowie anderen schwerwiegenden Erkrankungen begleitet wird. Das Gleiche gilt für Sterbende. Künstliche Ernährung gilt rechtlich als lebensverlängernde Maßnahme, der im Wege einer Patientenverfügung widersprochen werden kann. Ein entsprechender Widerspruch durch Betreuer oder Angehörige wird durch das Betreuungsgericht entschieden.

Eine gute Pflege kann mehr erreichen
Ernährung und die Bedingungen, wie und wann Essen gereicht wird, werden in den Qualitätsprüfungen der WTG-Behörden – also den Stellen, die überwachen, dass die gesetzlichen Standards in Wohn- und Betreuungsangeboten für Pflegebedürftige umgesetzt werden – ebenfalls berücksichtigt. Schon deshalb wird in den Heimen viel Wert auf das Essen gelegt. Aus Gründen der Bequemlichkeit eine PEG-Sonde anzulegen, widerspricht dem Expertenstandard Ernährung, nach dem gepflegt wird.

Durch bedachte Pflege kann das Anlegen einer PEG-Sonde oft vermieden werden, etwa indem Flüssigkeit angedickt und die Gabel nicht überladen wird. Auch Halsbeugemanöver helfen beim Schlucken. Ebenso können Sie als Angehöriger aktiv dazu beitragen, die Lebensqualität Ihres an Demenz erkrankten Angehörigen zu verbessern. Sie können ins Heim gehen und Mutter oder Vater beim Essen zur Seite stehen. Jeder Mensch mit Demenz spürt Zuneigung.

In der letzten Lebensphase verlieren Essen und Trinken ihre ursprüngliche Funktion. Es geht nicht mehr in erster Linie um Kalorien- oder Flüssigkeitsaufnahme. Stattdessen steht der Geschmack der Lieblingsspeisen und -getränke im Mittelpunkt, während die Zuwendung beim Essen – wie lange zuvor in der Kindheit – als Ausdruck der persönlichen Zuneigung aufgefasst wird. Und wer wüsste besser, was schmeckt, als die Tochter oder der Enkel?

✓ CHECKLISTE

Argumente *für* die Ernährung über eine PEG-Sonde

→ Ihr Angehöriger ist trotz fortgeschrittener Demenz körperlich mobil.
→ Die Ursache für die Schluckstörung ist vorübergehend (beispielsweise nach einem Schlaganfall).
→ Chronische Unterernährung und Flüssigkeitsmangel können verhindert werden.
→ Ernährung über eine PEG-Sonde kann Verwirrtheitszustände, Schwäche, Stürze, Immobilität und Bettlägerigkeit verhindern.
→ Ihr Angehöriger empfindet die PEG-Sonde kaum oder gar nicht als störend.
→ Der Sondenkopf ist so klein und flach, dass er sich unter der Kleidung kaum abzeichnet.
→ Wenn Ihr Angehöriger beginnt, wieder zu schlucken und ausreichend zu essen und zu trinken, kann und sollte die PEG-Sonde wieder entfernt werden.

Argumente *gegen* die Ernährung über eine PEG-Sonde

→ Die Demenz ist sehr weit fortgeschritten und wird von einem ausgeprägten körperlichen Abbau mit Immobilität sowie anderen schwerwiegenden Erkrankungen begleitet.
→ Ihr Angehöriger liegt im Sterben.
→ Ihr Angehöriger gibt zu verstehen, dass er nicht mehr essen will.
→ Ihr Angehöriger toleriert keine fremden Objekte am Körper, zieht sich häufig aus oder reagiert aggressiv auf die Nähe anderer Personen.
→ Wird die PEG-Sonde häufig herausgerissen, ist die künstliche Ernährung oft mit einem Krankenhausaufenthalt verbunden, da dann eine Fixierung notwendig wird. Depression und Bettlägerigkeit mit Inkontinenz und bleibender Immobilität sind mögliche Folgen.
→ Zu große Mengen an verabreichter Flüssignahrung können zu Erbrechen führen. Das birgt die Gefahr einer durch eingeatmeten Mageninhalt hervorgerufenen Lungenentzündung, die üblicherweise schwer verläuft.
→ Die Ernährungsumstellung kann zu Verdauungsstörungen und Durchfall führen.
→ Riechen und Schmecken als sinnliche Erfahrungen gehen verloren.
→ Selbstständiges Essen wird verlernt.
→ Vorhandenes Untergewicht bleibt trotz PEG-Sonde oft bestehen.
→ Die PEG-Sonde verringert die persönliche Zuwendung.

Rezepte für energiereiche Getränke und Zwischenmahlzeiten

Madeleines de Proust → 122
Brüsseler Waffeln → 123
Honigmilch → 124
Aprikosen-Milch-Mix → 124
Kirsch-Milch-Mix → 125
Sanddornquark → 125
Schokocreme → 126
Apfel-Zimt-Quarkspeise → 126
Birnenpudding → 127
Fruchtmilchreis → 127

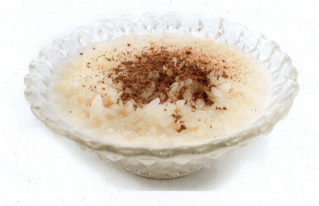

Madeleines de Proust („à la rose")

Ergibt 20 Madeleines

3 Eier
130 g Zucker
1 EL Honig
100 g Mehl
50 g gemahlene Mandeln
1 TL Backpulver
1 Prise Salz
125 g geschmolzene Butter

Nach Geschmack:
2 EL Rosenaroma oder
2 EL Orangenblütenaroma oder -wasser

1. In einer Schüssel Eier, Zucker und Honig handschlagen bis die Masse hellgelb wird.
2. Danach Mehl, gemahlene Mandeln, Salz, Backpulver, geschmolzene Butter und Rosenaroma dazugeben und kräftig rühren.
3. Den Teig 15 Minuten im Kühlschrank ruhen lassen und danach noch einmal kurz umrühren.
4. In Muschel-Förmchen (Madeleines-Formen) geben. Die Formen nur zu zwei Dritteln füllen.
5. Im Backofen 12 bis 15 Minuten bei 180 °C Umluft backen, bis sie goldbraun aussehen.

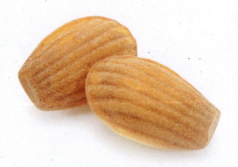

Brüsseler Waffeln

Ergibt 8 Waffeln

200 g weiche Butter
120 g Zucker
1 TL geriebene Zitronenschale
1 Msp. Vanillemark
2 Eier
350 g Mehl
1 Prise Salz
1/2 TL Backpulver
150 ml Vollmilch
lauwarmes Wasser
Zimt-Zucker-Mischung

1. Butter, Zucker, Zitronenschale, Vanillemark schaumig rühren.
2. Langsam die Eier dazugeben.
3. Mehl, Salz und Backpulver mischen.
4. Im Wechsel Mehl und Milch zu der Teigmasse geben. So viel Wasser hinzufügen, dass ein flüssiger Teig (wie Pfannkuchenteig) entsteht.
5. Den Teig 20 Minuten ruhen lassen und dann nochmals gut verrühren.
6. Waffeleisen vorheizen und mit Fett ausreiben. Waffeln einzeln ausbacken und mit einer Zimt-Zucker-Mischung nach Geschmack bestreuen.

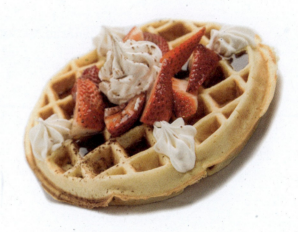

Honigmilch „Tausend-und-eine-Nacht"

Ergibt 2 Portionen

1 Banane
1 TL Zitronensaft
1/4 l Vollmilch
2 EL Sahne
20 g Honig
20 g Zucker

1. Alle Zutaten mixen.

Aprikosen-Milch-Mix „Goldene Frucht"

Ergibt 2 Portionen

75 g Aprikosen
1 EL Zucker
1/4 l Vollmilch oder
    Buttermilch
3 EL Sahne
Zimt

1. Aprikosen vorbereiten, entsteinen, mit dem Zucker pürieren. Mit Milch auffüllen, nochmals mixen, in Gläser füllen, Sahne unterheben. Nach Geschmack mit Zimt verfeinern.

Kirsch-Milch-Mix „Schwarzwald"

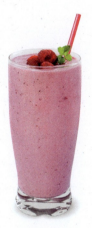

Ergibt 2 Portionen

100 g Sauerkirschen
50 ml Kirschsirup
1 EL Zucker
1 Kugel Vanilleeis
1/4 l Vollmilch
60 ml Sahne

1. Kirschen, Sirup und Zucker pürieren.
2. Eis zugeben und mixen, Milch und Sahne unterrühren.

Sanddornquark „Dünengrund"

Ergibt 4 Portionen

500 g Sahnequark
200 g Sauerrahm
5 EL Sanddornsirup
Saft einer Zitrone
2 – 3 EL Honig
1 Prise Zimt

1. Quark und Sauerrahm verrühren.
2. Die restlichen Zutaten unterrühren.

Schokocreme „Glück, das man essen kann"

Ergibt 2 Portionen

1 Becher Sahne
1 Tafel Schokolade
Vanillearoma
1 Prise Zimtpulver
2 Tassen Vanillesoße

1. Die Sahne mit der Schokolade schmelzen. Danach erkalten lassen und steif schlagen.
2. Den Schokoschaum mit Vanillearoma und Zimtpulver verfeinern.
3. Die Creme zu Bällchen formen.
4. Die Vanillesoße als Garnitur darübergießen.

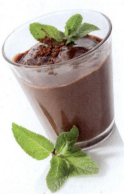

Apfel-Zimt-Quarkspeise „Heiter bis wolkig"

Ergibt 4 Portionen

370 g Sahnequark
350 g Apfelmus
1 EL Zucker
Zitronensaft
Zimt
50 ml Sahne

1. Den Quark mit dem Apfelmus und dem Zucker verrühren.
2. Mit Zimt und Zitronensaft abrunden.
3. Die Sahne schlagen und unterheben.

Birnenpudding „Gute Luise"

Ergibt 4 Portionen

1/2 l Milch
1 P. Vanillepuddingpulver
3 Birnen
Saft einer Zitrone
Vanillearoma
2 – 3 EL Honig

1. Die Milch zum Kochen bringen.
2. Das Puddingpulver mit etwas kalter Milch glattrühren, in die heiße Milch geben und unter Rühren kurz aufkochen lassen.
3. Die Birnen pürieren.
4. Mit Zitrone beträufeln, mit Vanillearoma und Honig abrunden.

Fruchtmilchreis „Herbstzeit"

Ergibt 4 Portionen

120 g Milchreis
1/2 l Milch
3 EL Zucker
Zimt
abgeriebene Zitronenschale
2 EL Butter
300 g Äpfel und Birnen

1. Den Reis in kochender Milch nach Packungsanweisung zubereiten.
2. Zucker, Gewürze, Zimt, abgeriebene Zitronenschale und Butter hinzufügen.
3. Obst entweder in kleine Stücke schneiden oder passieren, zum Milchreis geben.

Die tägliche Körperpflege

Menschen mit Demenz sind im fortschreitenden Krankheitsverlauf auch bei der Körperpflege zunehmend auf Hilfe angewiesen. Sie sollten beim Waschen, Zähneputzen, Duschen oder Baden unterstützt werden, dabei aber so viel tun, wie sie selbst noch können und möchten. Sie sollten auch dazu motiviert werden, Teilschritte oder -schrittchen selbst auszuführen, um so vorhandene Ressourcen zu erhalten und zu fördern.

Früh erworbenes Wissen wie der Umgang mit der Zahnbürste ist noch lange im Gedächtnis abrufbar, auch wenn Bezeichnung und Funktion vielleicht nicht mehr benannt werden können. Steht ein Mensch mit Demenz am Waschbecken und gibt man ihm die Zahnbürste mit Zahncreme in die Hand, weiß er meist intuitiv, was zu tun ist. Und wenn nicht, macht man es einfach vor.

Körper- und Hautpflege kann sowohl für Menschen mit Demenz als auch für die pflegenden Angehörigen eine sehr sensible Angelegenheit sein. Obwohl in den meisten Fällen die Eltern, wie auch deren Kinder, langsam in diesen Rollentausch des Versorgens beziehungsweise Versorgtwerdens hineinwachsen, erleben doch viele alte Menschen diese Abhängigkeit als ein Gefühl großer Scham. Sie möchten sich nicht vor den eigenen Kindern entblößen müssen und dabei hilflos und abhängig sein. Fühlen sich Betroffene immer wieder peinlich berührt oder gar in ihrer Würde verletzt, sollte überlegt werden, ob zumindest dieser Teil der Pflege von Mitarbeitern eines Pflegedienstes übernommen werden könnte. Manchen Betroffenen fällt es leichter, sich von Pflegekräften waschen zu lassen als von den eigenen Angehörigen. Aber Körperpflege dient nicht allein zur Hygiene und zum Wohlbefinden. Sie kann manchmal noch Nähe schaffen, wenn Worte kaum mehr über die Lippen kommen.

> Doch was ist, wenn mein Mann seine Zähne nicht mehr putzen kann, weil er schlichtweg vergessen hat, wie das geht, und die Zahnbürste ansieht, als wäre es ein Wunderding?
> Ruth F.

Inkontinenz

Die Ursachen einer Inkontinenz bei Menschen mit Demenz sind verschieden. Auslöser kann zum Beispiel sein, dass bei fortschreitender Demenz Hirnregionen geschädigt werden, über die die Blasenfunktion gesteuert wird. Als Folge entleert sich die Blase automatisch, oft jedoch unvollständig. Psychische Probleme, Nebenwirkungen bestimmter Medikamente und Blasenentzündungen sind ebenfalls eine häufige Ursache

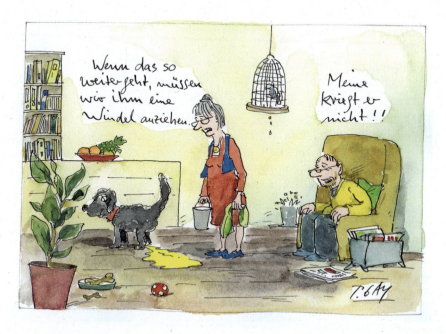

für eine Harninkontinenz, weshalb bei solcherlei Beschwerden unbedingt ärztlicher Rat eingeholt werden sollte. Deshalb ist es wichtig, Uringeruch und -farbe im Blick zu behalten. Denn spät festgestellte Harnwegsinfekte können zur Verschlechterung des Allgemeinzustands führen. Es ist aber auch möglich, dass Betroffene das Bad einfach nicht mehr finden, vergessen, auf die Toilette zu gehen oder das Auskleiden einfach länger dauert, als der Harn gehalten werden kann. Leider kann es auch vorkommen, dass eine Person mit Demenz andere Örtlichkeiten als Toilette zweckentfremdet, entweder weil sie sich nicht mehr zurechtfindet oder den anderen Ort tatsächlich auch für eine solche hält.

Wie bereits bei „Ordnungssysteme und Sichtbarmachen von Informationen" (→ **Seite 75**) erwähnt, kann die Badezimmerbeziehungsweise Toilettentür mit einem Bild oder Piktogramm kenntlich gemacht werden oder auch etwas geöffnet bleiben, damit die an Demenz erkrankte Person sich zurechtfindet. Sie muss sich einfach und schnell ausziehen können. Hosenknöpfe oder Gürtel können dabei sehr hinderlich sein, was durch Tragen von Jogginghosen, Hosenträgern anstatt eines Gürtels und Kleidung mit Klett- oder Reißverschluss umgangen werden kann. Ohne Frage hat es für an Demenz erkrankte Menschen Priorität, über den gesamten Tag ausreichend zu trinken. Dennoch sind koffein- oder alkoholhaltige Getränke und manche Tees harntreibender als andere. Deswegen sollten diese möglichst nicht unmittelbar bevor die oder der Betroffene ins Bett oder aus dem Haus geht, getrunken werden.

Im fortgeschrittenen Stadium fällt dann die Verständigung immer schwerer. Eine pflegende Angehörige muss die an Demenz erkrankte Person daher gut im Blick haben, um noch rechtzeitig reagieren zu können. Die Anzeichen sind ähnlich wie bei kleinen Kindern: unruhiges Herumrutschen auf dem Stuhl, Beine zusammenpressen, an der Kleidung herumnesteln oder wiederholtes Aufstehen und Wiederhinsetzen. Das lässt sich umgehen, indem sie regelmäßig im Abstand weniger Stunden daran erinnert werden, selbstständig auf die Toilette zu gehen und gegebenenfalls auch dorthin begleitet werden. Die Erinnerung sollte so formuliert sein, dass sie sich weder kontrollierend noch bevormundend oder bloßstellend anfühlt.

Als Inkontinenzhilfen werden Einlagen, Vorlagen, Inkontinenzslips und -hosen angeboten. Welches Produkt passend ist, hängt

 GUT ZU WISSEN

Inkontinenzhilfen auf Rezept

Verordnet der Arzt Inkontinenzhilfen, übernimmt die gesetzliche Krankenkasse die Kosten. Der Patient muss sich daran mit zehn Prozent des Erstattungsbetrages oder maximal zehn Euro pro Monat beteiligen. Die Zuzahlung entfällt, wenn eine Zuzahlungsbefreiung bei Medikamenten und Hilfsmitteln vorliegt.

Inkontinenzhilfen können allerdings nur von den Apotheken und Sanitätshäusern bezogen werden, mit denen die jeweilige Krankenkasse einen Versorgungsvertrag abgeschlossen hat. Wer sich für ein Sanitätshaus entscheidet, das nicht Vertragspartner ist, läuft Gefahr, mögliche Mehrkosten aus eigener Tasche zu bezahlen. Mehr Informationen unter **www.verbraucherzentrale.de/node/55335**

Zusätzlich übernimmt die gesetzliche Pflegeversicherung Kosten für sogenannte Pflegehilfsmittel zum Verbrauch, wie etwa Einmalhandschuhe, Einwegbettunterlagen sowie Hände- und Flächendesinfektionsmittel, bis zu einer Höhe von 40 Euro monatlich. Voraussetzung ist jedoch, dass die Pflege zu Hause erfolgt und der Mensch mit Demenz mindestens in Pflegegrad 1 eingestuft ist (Pflegeversicherung → **Seite 171**).

unter anderem von dem Grad der Inkontinenz, der Mobilität, dem Geschlecht, aber auch von der Akzeptanz ab. Einlagen eignen sich für aktive Menschen mit leichter bis mittlerer Blasenschwäche. Sie sind besonders diskret, leicht zu handhaben und werden einfach per Klebestreifen in der Unterwäsche fixiert. Inkontinenzvorlagen sind meist bei eingeschränkter Mobilität oder Übergewicht sinnvoll. Sie werden mit einer elastischen Netzhose am Körper angelegt, wodurch ein sicherer Halt gewährleistet ist. Sie bieten Schutz bei mittlerer und schwerer Inkontinenz. Inkontinenzslips werden wie Unterwäsche bei mittlerer bis schwerer Inkontinenz getragen. Inkontinenz- oder Windelhosen bieten sowohl aktiven als auch bettlägerigen Menschen einen zuverlässigen Schutz bei allen Stufen bis zur sehr schweren Blasenschwäche. Sie verfügen über seitliche Flügel mit Klebestreifen, die in der Unterwäsche befestigt werden. Lassen Sie sich die Handhabung erklären und zeigen.

Im Krankenhaus

Eine unbekannte Umgebung, fremde Menschen, neue Abläufe und eine andere Geräuschkulisse: Für Demenzkranke sind Krankenhausaufenthalte eine Herausforderung. Sie reagieren oft mit Angst und Unruhe oder versuchen, die Klinik zu verlassen. In einer fremden und darüber hinaus unpersönlichen und uniformen Umgebung nimmt ihre Orientierungslosigkeit zu. Vielleicht haben sie keine Krankheitseinsicht und können keine Auskunft über sich, ihre Beschwerden und Wünsche geben. Oder sie verstehen die Anweisungen der Ärzte und Pflegekräfte nicht, weswegen sie bei Behandlung, Körperpflege und Nahrungsaufnahme nur unzureichend mitwirken können. Menschen mit Demenz sollten nur ins Krankenhaus gebracht werden, wenn es unbedingt nötig ist. Bei geplanten Eingriffen sollten Voruntersuchungen möglichst ambulant erfolgen, um den stationären Aufenthalt so auf möglichst kurze Zeit zu begrenzen. Das ohnehin überlastete Krankenhauspersonal ist in der Regel nicht auf die besonderen Bedürfnisse von Demenzpatienten eingestellt.

Doch um eine Verschlechterung der geistigen Fähigkeiten während des Krankenhausaufenthaltes zu erkennen, brauchen Menschen mit Demenz eine fachgerechte Pflege. Oft aber bleibt bei der Versorgung der Hauptdiagnose, wie beispielsweise einem Knochenbruch, die Demenz unberücksichtigt, unterschätzt oder gänzlich unerkannt.

Demenzkranke brauchen mitunter eine besondere Umgebung und Betreuung, die auf Allgemeinstationen nur schwer umsetzbar ist, da sie mehr Zeit und mehr Beaufsichtigung benötigen, um sie vor Gefahren zu schützen und ihnen Orientierung zu geben.

Nach ihrem Oberschenkelhalsbruch mit 88 – der Bruch wurde operiert und war gut verheilt, nur in den drei Wochen im Krankenhaus hatte sie das Gehen im Kopf verlernt – schob ich sie im Rollstuhl durch den Park. Da sah sie eine Bank vor uns und meinte: ‚Lass uns mal einen Moment auf die Bank setzen und ausruhen, ich bin müde vom Gehen.' Sie hatte nicht wahrgenommen, dass sie nicht ging, sondern geschoben wurde.

Johann G.

Demenzfreundliches Krankenhaus

Es gibt Krankenhäuser mit einer Abteilung für Geriatrie oder Gerontopsychiatrie, zum Teil mit einer speziellen Demenzstation. Hier ist man auf die Bedürfnisse von Demenzkranken gut vorbereitet und kann sie entsprechend behandeln.

Darüber hinaus sollten auch die diversen Bereiche des Krankenhauses wie Aufnahme, Röntgen, EKG-Labor, Physiotherapeuten und so weiter auf Patienten mit Demenz eingestellt und das Personal dort ebenfalls geschult sein.

Die Anzahl demenzfreundlicher Krankenhäuser in Deutschland ist bislang überschaubar (Informationen zur Pflege **→ Seite 189**). Vielerorts werden aber Spezialstationen für Demenzkranke auf- oder andere Stationen umgebaut. Außerdem gibt es verschiedene Initiativen und Modelle, die ebenfalls dafür sorgen sollen, den Krankenhausaufenthalt für Demenzkranke erträglicher zu gestalten und ihnen mehr Zuwendung zu geben, um so der Verlorenheit im fremden Raum entgegenzuwirken. Auf Normalstationen mancher Krankenhäuser finden sich sogenannte „Grüne Damen", bei denen es sich hauptsächlich um geschulte, ehrenamtliche Mitarbeiterinnen handelt. Sie können sich Zeit für demenzkranke Patientinnen und Patienten nehmen und auf die Biografie und die soziale Situation jedes Einzelnen eingehen.

In knapp 20 Krankenhäusern in Rheinland-Pfalz werden Clowns in die Pflege von demenzkranken Patienten einbezogen. Die Clowns sollen ihnen helfen, sich in der fremden Umgebung wohler zu fühlen, mit Humor und menschlicher Zuwendung Zugang und Vertrauen schaffen, ablenken und den Aufenthalt so angenehm wie möglich gestalten. Hier wird auf die positiven Erfahrungen bei Kindern zurückgegriffen. Vorbild sind die Klinik-Clowns, die schon seit Jahren erfolgreich in der Kinderkrankenpflege aktiv sind.

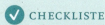
CHECKLISTE

Wann ist ein Krankenhaus demenzfreundlich?

Im demenzfreundlichen Krankenhaus geht man nach Konzepten vor, die das gesamte Krankenhaus betreffen. Idealerweise sollten Stationen für Menschen mit Demenz über folgende Merkmale verfügen:

→ eine überschaubare Bettenzahl von maximal 20, vorzugsweise acht bis zwölf Betten
→ ein geschütztes, aber nicht geschlossenes Konzept mit Aufenthalts- und Therapieraum
→ tagesstrukturierende Angebote
→ geschultes Personal
→ feste Bezugspersonen
→ Koordination durch einen Demenzbeauftragten

Krankenhausaufenthalt vorbereiten

Um die Belastung durch einen notwendigen Krankenhausaufenthalt abzufedern, sollten Sie das Personal über die Demenzerkrankung informieren und erläutern, was die oder der Kranke noch selbstständig kann und wo Unterstützung notwendig ist. Wenn auch die Mitpatienten im Krankenzimmer über die Demenzerkrankung im Bilde sind, wird ein vielleicht absonderlich erscheinendes Verhalten seltener Grund für einen Streit sein. Es sollten nur die Kleidungsstücke und die Hygieneartikel mitgenommen werden, die auch tatsächlich nötig sind. Dazu gehört auch das Lieblingsnachthemd, selbst wenn es nicht mehr ganz neu aussieht – wichtig ist, dass es als das eigene erkannt wird. Damit bekleidet fällt es vielleicht leichter, sich in ein fremdes Bett zu legen. Alle notwendigen Hilfsmittel wie Brille, Rollator, Spazierstock, Kalender und Uhr sollten vollständig vor Ort sein. Persönliche Gegenstände können ein klein wenig Vertrautheit vermitteln: das Foto vom Nachttisch oder das Lieblingskissen vom Sofa, während Musik oder Material für gewohnte Beschäftigungen die Zeit nicht so lang werden lassen.

Außerdem sollten Sie die Versichertenkarte der Krankenkasse und die Einweisung sowie Personalausweis, Impfausweis, Marcumarpass, Vorsorgevollmacht und Patientenverfügung nicht vergessen.

→ TIPP

Eine Checkliste zur Vor- und Nachbereitung eines Krankenhausaufenthalts finden Sie unter:
www.beim-pflegen-gesund-bleiben.de
Suchwort: Krankenhaus

Geronto-Clowns – Humor und Zuwendung im Krankenhaus
Lachen ist nicht nur gesund, es ist auch ein guter Weg, um Hemmschwellen zu überwinden und miteinander in Kontakt zu kommen. Mit dem Modellprojekt Geronto-Clowns gehen wir neue Wege, um Menschen mit Demenz mit Unterstützung ehrenamtlicher Kräfte den Aufenthalt im Krankenhaus zu erleichtern. So kann Humor Spannungen lösen und zu einem gesundheitsfördernden Klima bei demenziell erkrankten Menschen beitragen.
Sabine Bätzing-Lichtenthäler

Besuchen oder Rooming-in

Für an Demenz erkrankte Menschen ist die Anwesenheit vertrauter Personen im Krankenhaus sehr wichtig. Deswegen sollten Sie sie so häufig wie nur irgend möglich besuchen. Dabei können Sie sich mit anderen Familienmitgliedern und weiteren vertrauten Personen abwechseln. Sie können den Krankenhausaufenthalt auch erleichtern, indem Sie Ihren Angehörigen dort unterstützen und mitbetreuen, zum Beispiel indem Sie mit ihm essen, ihm vorlesen oder ihn beschäftigen.

Bei einigen Krankenhäusern besteht die Möglichkeit zum „Rooming-in", was bedeutet, dass ein Angehöriger im Krankenzimmer des Patienten mit untergebracht ist. Ursprünglich wurde das Konzept auf Kinderstationen eingeführt, damit Eltern rund um die Uhr bei ihrem Kind sein können. Durch die Aufnahme eines Angehörigen soll negativen psychischen Folgen eines Krankenhausaufenthalts vorgebeugt und die Genesung beschleunigt werden. Die Kosten können durch die Krankenkasse übernommen werden, sofern eine entsprechende medizinische Indikation vorliegt. Manche Kliniken unterhalten auch Gästehäuser oder -trakte für Angehörige.

Entlassung

Vor der Entlassung müssen Sie genau über die weitere Therapie und Pflege informiert werden. Um den nahtlosen Übergang zwischen Krankenhaus und Anschlussversorgung zu organisieren, gibt es inzwischen an jedem Krankenhaus ein Entlassmanagement. Dadurch soll ein reibungsloser Übergang in die nachfolgende Versorgung gewährleistet werden. Meist ist dies beim Sozialen Dienst des Krankenhauses angesiedelt. Nehmen Sie frühzeitig Kontakt auf, damit die weitere pflegerische Versorgung, der Übergang in eine Rehabilitationseinrichtung oder die Verschreibung von rezeptpflichtigen Medikamenten geregelt wird. Sie können das Entlassmanagement auch ablehnen und sich eigenständig um alles im Anschluss Notwendige kümmern. Eine Checkliste mit Fragen, die Sie vor der Entlassung klären sollten, finden Sie im Kasten → Seite 135. Wird Unterstützung bei der häuslichen Versorgung notwendig, können Sie auch Entlastungsangebote in Anspruch nehmen, wie beispielsweise die Einbindung eines ambulanten Pflegedienstes (Entlastungsangebote → **Seite 137**). Häufig werden an Demenz erkrankte Menschen, die bisher selbstständig zu Hause gelebt haben, nach einem Krankenhausaufenthalt direkt in ein Pflegeheim entlassen. Doch ist dies wirklich die einzige und beste Lösung für alle Beteiligten (Das Pflegeheim → **Seite 149**)?

Prinzipiell hat jeder Patient das Recht, jede Behandlung abzubrechen und das Krankenhaus jederzeit auch gegen den ärztlichen Rat zu verlassen. Eine solche Entscheidung durch den rechtlich bevollmächtigten Vertreter des Patienten ist für den behandelnden Arzt ebenso zu beachten wie der Wille jedes volljährigen Patienten, der im Vollbesitz seiner geistigen Kräfte die Entlassung verlangt. Bei einer Entlassung gegen ärztlichen Rat hat der Arzt kein Recht, vom bevollmächtigten Vertreter seines Patienten eine persönliche Haftungserklärung für eventuelles Verletzungsgeschehen abzuverlangen.

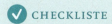 **CHECKLISTE**

Vor der Entlassung ...

... sollten Sie mit Ärzten und den Mitarbeitern des Sozialen Dienstes klären:
→ Wie lautet der Befund?
→ Wurden neue Medikamente verordnet, andere abgesetzt oder in der Dosis angepasst?
→ Werden medizinische Hilfsmittel erforderlich?
→ Wird eine Physiotherapie oder geriatrische Reha empfohlen?
→ Welche neuen Anforderungen an die Pflege gibt es?
→ Sollte eine Anpassung des Pflegegrades erfolgen?
→ Kann die Pflege und Betreuung weiterhin zu Hause erfolgen?
→ Was kann aus eigener Kraft geleistet werden? Welche Unterstützung wird nötig?
→ Kann übergangsweise der Aufenthalt in einer Kurzzeitpflegeeinrichtung in Anspruch genommen werden, um die Pflege zu Hause neu zu organisieren?
→ Gibt es im Umfeld Pflegeheime, die für an Demenz erkrankte Menschen geeignet sind?
→ Gibt es ambulant betreute Wohn- oder Hausgemeinschaften für an Demenz erkrankte Menschen?

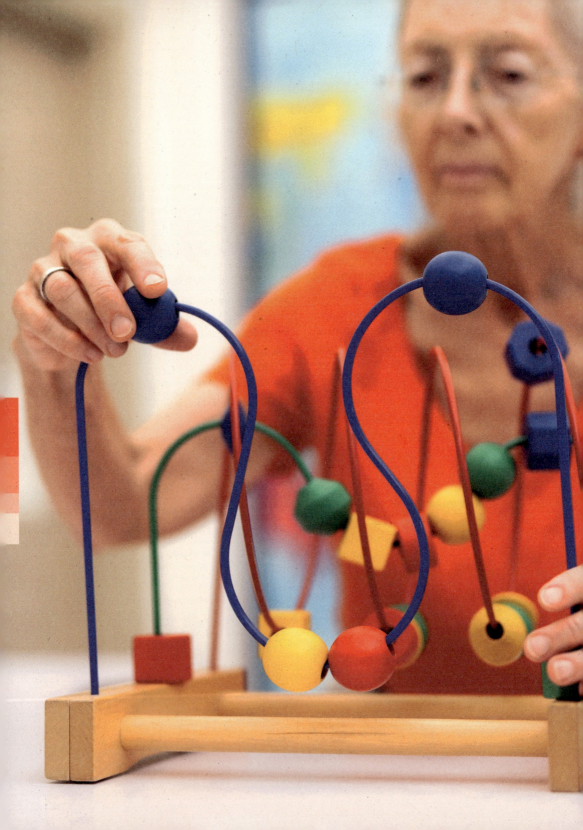

Entlastungsangebote
und Wohnkonzepte

Spätestens wenn der Eindruck entsteht, dass das eigene Leben sich nur noch um die Pflege der oder des demenzkranken Angehörigen dreht, sollten Sie externe Hilfe in Anspruch nehmen. Es gibt viele Entlastungsangebote und Wohnkonzepte – nutzen Sie so viel professionelle Unterstützung wie notwendig.

Viele Angehörige, die sich um ihr pflegebedürftiges Familienmitglied kümmern, überfordern sich oft bis zur totalen Erschöpfung. Umso wichtiger ist es, dass sie auf ihre eigene körperliche und seelische Gesundheit achten.

Sie als pflegende Angehörige sollten versuchen, sich regelmäßig Zeit für sich selbst zu nehmen und Freiraum zu schaffen, um in Ruhe eigenen Interessen nachgehen oder wichtige Termine wahrnehmen zu können. Denn wenn es Ihnen gut geht, wirkt es sich auch wohltuend auf den an Demenz erkrankten Menschen aus. Sobald Sie aber merken, dass die Belastung für Sie zu groß wird, sollten Sie handeln und sich unter den externen Hilfsangeboten umsehen.

Es gibt verschiedene professionelle Betreuungs- und Entlastungsangebote, auf die Pflegebedürftige und Angehörige je nach Situation und Bedürfnissen zurückgreifen können. Die Unterstützung umfasst sowohl die stundenweise Betreuung (zum Beispiel Begleitung zum Hausarzt oder Friseur, gemeinsames Einkaufen auf dem Wochenmarkt als Entlastungsleistung oder Verhinderungspflege) als auch tageweise Betreuungsangebote (ebenfalls als Verhinderungspflege möglich). Sie kann aber auch in Form einer teilstationären Tagespflege bis hin zur Urlaubsvertretung (zum Beispiel als Kurzzeitpflege) erfolgen. Pflegende Angehörige sollten zur eigenen Entlastung so früh wie möglich diese unterstützenden Angebote nutzen. Die Kos-

Aus der Erfahrung mit Betroffenen mit beginnender Demenz sowie ihren Angehörigen heraus organisiert das „Demenz-Netz" im Kreis Minden-Lübbecke unterschiedliche Angebote für Menschen mit Demenz, aber auch nur für pflegende Angehörige: *... denn es ist wichtig, dass auch sie mal nur unter sich sind*, so **Hartmut Schilling** vom **Kontaktbüro „Pflegeselbsthilfe Frühdemenz"**. *Wir nennen es zwar Stammtischtreffen, organisieren aber auch Fahrradtouren für die Angehörigen. Jeder weiß Bescheid. Man schaut sich in die Augen und jeder weiß, was los ist. Die Kranken bleiben dann zu Hause oder werden in dieser Zeit durch andere betreut. Es ist wichtig, auf sich selbst achtzugeben.*

ten werden für Pflegebedürftige teilweise durch die Pflegekasse übernommen (Pflegeversicherung → Seite 171).

Da die meisten Demenzbetroffenen eine ungewohnte Umgebung und unbekannte Personen als beunruhigend empfinden, ist es wichtig, die unterstützenden Angebote als positives Erlebnis vorauszuplanen. Es ist daher ratsam, bereits zu einem frühen Zeitpunkt der Erkrankung regelmäßig Unterstützung in Anspruch zu nehmen, damit sich jeder – der Mensch mit Demenz und Sie als pflegende Angehörige – an die geteilte Betreuung gewöhnen kann. Sie können mit kleinen Pausen und Betreuungsangeboten von wenigen Stunden in einer Woche beginnen und diese allmählich länger ausdehnen.

Betreuungs- und Demenzgruppen

Regionale Alzheimer-Gesellschaften, die Wohlfahrtspflege sowie verschiedene private Träger und Fachkräfte (Wichtige Adressen → Seite 186) bieten Betreuungsgruppen an. Dort werden Menschen mit Demenz für mehrere Stunden am Tag, ein- bis zweimal in der Woche betreut, manchmal auch Ausflüge und Veranstaltungen organisiert. Die Betroffenen kommen in Gemeinschaft zusammen, können mit anderen reden oder einfach nur still beobachten. Je nach Fähigkeiten werden sie teils auch geistig reger und zur körperlichen Aktivität motiviert. Die Betreuung wird meist durch ehrenamtliche Mitarbeiter unterstützt und oft durch eine Pflegefachkraft begleitet.

Ich fahre meine Frau zweimal in der Woche in eine Demenzgruppe. Sie hat Freude dort. Die Zeit nutzt Reinhold T., um Freunde zu treffen oder wandern zu gehen. *Man muss schon aufpassen, dass man mal rauskommt. Aber auch Besorgungen macht er meist an diesen beiden Tagen, denn das Einkaufen zusammen mit seiner Frau dauert ungefähr dreimal so lang.*
Reinhold T.

Alltagsbegleiter oder Betreuungskräfte

Der Begriff Alltagsbegleiter oder Betreuungskraft meint hier eine ehrenamtliche Person, die besonders geschult ist und von einer Fachkraft koordiniert eingesetzt wird.

Für einige Stunden am Tag oder in der Woche kann eine Alltagsbegleiterin bei allem unterstützen, was im Alltag anfällt. Für Sie als pflegende Angehörige sind dies kurze Atempausen und Freiräume, in denen Sie eigenen Terminen nachgehen oder Liegengebliebenes erledigen können.

Alltagsbegleiter beschäftigen sich in dieser Zeit mit Ihrem Angehörigen. Je nach dessen Fähigkeiten und Neigungen können sie beispielsweise basteln, kochen, backen, spazieren gehen oder einfach nur Gesellschaft leisten (Aktivität erhalten → **Seite 82**). Ebenso können sie Betroffene zu Friseur, Arzt oder Therapeuten begleiten und Einkäufe übernehmen. Die Termine werden individuell vereinbart. Wichtig ist, dass die Chemie zwischen beiden, Ihrem Angehörigen und der Alltagsbegleiterin, stimmt. Die meisten ehrenamtlichen Helfer werden unter anderem durch Alzheimer-Gesellschaften, Wohlfahrtspflege und ambulante Pflegedienste vermittelt. Anfallende Kosten können zumindest teilweise über den Entlastungsbetrag gedeckt werden (Pflegeversicherung → **Seite 175**, Tabelle: Monatliche Leistungen der Pflegeversicherung).

Ambulante Pflege

Ambulante Pflegedienste unterstützen Pflegebedürftige und ihre Angehörigen bei der Pflege zu Hause. Das Leistungsangebot zur häuslichen Pflege umfasst die Grundpflege (Körperpflege) sowie hauswirtschaftliche Tätigkeiten (Kochen und Reinigen der Wohnung) zur Unterstützung des Patienten. Aber auch die Förderung der Bewegungsfähigkeit, pflegerische Betreuungsmaßnahmen, zum Beispiel Hilfe bei der Orientierung, bei der Gestaltung des Alltags oder auch bei der Aufrechterhaltung sozialer Kontakte finden sich im Katalog der Leistungen ambulanter Pflegedienste. Kostenträger hierfür ist, sobald ein Pflegegrad vorliegt, die Pflegekasse. Je nach Umfang des Pflegebedarfs ist eine Zuzahlung notwendig.

Außerdem können ambulante Pflegedienste die häusliche Krankenpflege (sogenannte Behandlungspflege) übernehmen. Dazu zählen zum Beispiel Medikamentengabe, Verbandswechsel, Injektionen. Die Kosten der Behandlungspflege übernimmt die Krankenkasse, nachdem diese von einem Arzt verordnet wurde. Die Behandlungspflege darf nur von Pflegefachkräften durchgeführt werden. Diese können aber zusätzlich auch Aufgaben der Grundpflege übernehmen.

Der ambulante Pflegedienst rechnet die Kosten direkt mit der Pflegekasse über die

Pflegesachleistungen ab. Die Höhe der Leistungen hängt vom jeweiligen Pflegegrad des Pflegebedürftigen ab (Pflegeversicherung → **Seite 171**).

Ambulante Betreuungsdienste

Ambulante Betreuungsdienste ergänzen das Versorgungsangebot für Menschen mit Demenz. Die pflegerischen Betreuungsmaßnahmen umfassen die Unterstützung bei der Gestaltung des alltäglichen Lebens im häuslichen Umfeld von Pflegebedürftigen und ihrer Familie. Die von einer Fachkraft geleiteten Maßnahmen sind:

→ Begleitung (Besuch von Verwandten und Bekannten, Begleiten zu kulturellen Veranstaltungen und Gottesdiensten, Spaziergänge)
→ Beschäftigung (malen, basteln, vorlesen)
→ Beaufsichtigung
→ Hilfen bei der Haushaltsführung (Einkäufe, gemeinsame Zubereitung von Mahlzeiten)
→ Unterstützung in emotional angespannten Situationen
→ Unterstützung bei der Regelung von finanziellen und Behördenangelegenheiten.

Anerkannte ambulante Betreuungsdienste bieten pflegerische Betreuung, aber keine Körperpflege und keine Beratungsbesuche, um pflegende Angehörige pflegefachlich zu unterstützen und so die Qualität der häuslichen Pflege zu gewährleisten (nach § 37.3 SGB XI). Sie haben einen Versorgungsvertrag und sind damit berechtigt, ihre pflegerischen Betreuungsmaßnahmen und Hilfen bei der Haushaltsführung als Sachleistung mit der Pflegekasse abzurechnen.

24-Stunden-Betreuung

Viele pflegebedürftige Menschen wünschen sich, im eigenen Haushalt rund um die Uhr versorgt zu sein. Dabei kann häusliche Pflege durch ausländische Haushalts- und Betreuungskräfte als wirkungsvolle Unterstützung erscheinen. Bei diesem Modell ist jedoch zum einen zu bedenken, dass die hierbei erhoffte (und bisweilen von Vermittlungsagenturen versprochene) 24-stündige Rund-um-die-Uhr-Beschäftigung nicht mit dem deutschen Arbeitsrecht vereinbar ist. Die Betreuungskraft darf täglich höchstens acht Stunden arbeiten, in Ausnahmefällen kann die Arbeitszeit auf bis zu zehn Stunden verlängert werden. Eine Betreuung rund um die Uhr wäre nur dann möglich, wenn mehrere Kräfte im Schichtdienst beschäftigt würden – was schon unter Kostengesichtspunkten unrealistisch ist.

> **GUT ZU WISSEN**
>
> **Budget im Blick**
>
> Da die ambulanten Betreuungsdienste direkt mit der Pflegekasse abrechnen, sollten Sie das Budget im Blick behalten. Dies gilt besonders dann, wenn gleichzeitig ein Pflegedienst Ihren demenzkranken Angehörigen bei der körperlichen Pflege unterstützt. Überschneidungen kann es mit Angeboten zur Unterstützung im Alltag nach § 45a SGB XI geben, die über den Entlastungsbetrag von 125 Euro monatlich finanziert werden können und für die deutlich geringere Qualifizierungsanforderungen nötig sind.

Zum anderen haben ausländische Pflege- und Betreuungskräfte in der Regel keine pflegerische Ausbildung, sodass sie nicht alle Tätigkeiten erledigen dürfen, die im Rahmen der Pflege eines pflegebedürftigen Menschen konkret wahrgenommen werden müssen. So können sie beispielsweise beim Waschen, Rasieren oder An- und Auskleiden helfen (körperbezogene Pflegemaßnahmen), bei der Haushaltsführung unterstützen (Einkaufen, Kochen, Reinigung der Wohnung) oder die pflegebedürftige Person beaufsichtigen oder bei Spaziergängen begleiten (pflegerische Betreuungsmaßnahmen). Hingegen dürfen Aufgaben wie die Gabe von Medikamenten, das Versorgen von Wunden oder Anlegen von Infusionen nur ambulante Pflegedienste mit Krankenkassenzulassung übernehmen.

→ **TIPP**

Weiterführende Informationen zur Beschäftigung von ausländischen Haushalts- und Betreuungskräften sowie zu den Kosten:
www.ratgeber-verbraucherzentrale.de/media1154324A.pdf

Die Beschäftigung einer ausländischen Haushalts- und Betreuungskraft ist im Rahmen verschiedener Modelle denkbar: Entweder als Arbeitsverhältnis (Arbeitgebermodell) oder als Dienstleistungsverhältnis mit einem Unternehmen, das diese Kräfte vermittelt (Entsendemodell). Beim Arbeitgebermodell ist der pflegende Angehörige beziehungsweise die oder der Pflegebedürftige der Arbeitgeber, mit dem die ausländische Hilfskraft ein Arbeitsverhältnis eingeht. Die Haushalts- und Betreuungskraft wird also selbst angestellt. Grundlage für die Beschäftigung ist der Arbeitsvertrag, den beide Vertragspartner unterschrieben haben. Achtung: Ergänzend gelten arbeitsrechtrechtliche Regelungen, etwa die Vorschriften zum Mindestlohn. Dies hat das Bundesarbeitsgericht mit Urteil vom 24. Juni 2021 (Az.: 5 AZR 505/20) bestätigt und klargestellt, dass nicht nur die Zeiten zu vergüten sind, in denen die Betreu-

Meine Mutter kann ihren Alltag nicht mehr allein bewältigen, weder kochen noch einkaufen oder putzen. Selbst die Kaffeemaschine kann sie nicht mehr bedienen. Sie will nicht ins Heim, sondern in ihrem Haus wohnen bleiben. Da keine von uns Schwestern in ihrer Nähe lebt, haben wir uns dafür entschieden, über eine Agentur eine Polin einzustellen. Sie wohnt im selben Haus und sorgt für einen geregelten Tagesablauf. Das heißt, Essen und Kaffeetrinken gibt es immer zu denselben Zeiten. Sie hilft ihr bei der Körperpflege und geht zweimal in der Woche mit meiner Mutter außer Haus. ... Wir wissen, dass unsere Mutter gut betreut ist und das gibt uns ein Gefühl von Sicherheit. Es ist die einzige Möglichkeit, dass sie in ihrer eigenen Wohnung weiterhin leben kann. Das ist ihr einziger Wunsch. Ein schönes Zimmer in einem Pflegeheim lehnt unsere Mutter vehement ab.
Sabine T.

ungskraft dem Pflegebedürftigen aktiv hilft, sondern auch die Zeiten, in denen sie sich bereithält, um etwa beim nächtlichen Toilettengang zu unterstützen oder ein Glas Wasser zu reichen.

→ **TIPP**

Informationen und Checklisten, was bei der Beschäftigung einer ausländischen Pflegekraft zu beachten ist, gibt es im **Handbuch Pflege** der Verbraucherzentralen.
www.ratgeber-verbraucherzentrale.de

Beim Entsendemodell wird ein ausländisches Unternehmen, das Betreuungs- und Haushaltsdienste anbietet, mit der Vermittlung und Entsendung einer Hilfskraft beauftragt. Die meist in Ost- oder Südosteuropa angesiedelten Dienstleister sind Arbeitgeber, somit zahlen sie der von ihnen in den Haushalt entsandten Arbeitnehmerin auch das Gehalt. Grundsätzlich unterliegt sie den Weisungen dieses Anbieters.

 GUT ZU WISSEN

Unabhängig vom Beschäftigungsmodell: Die Kosten für eine ausländische Haushalts- und Betreuungshilfe werden nicht von der Pflegekasse übernommen. Denn diese Leistungen können nicht – wie beim ambulanten Pflegedienst – als Pflegesachleistungen abgerechnet werden. Bei der Beschäftigung einer ausländischen Hilfskraft kann aber das Pflegegeld, das die Pflegekasse für eine selbst beschaffte Pflegehilfe zahlt, eingesetzt werden, um einen Teil der anfallenden Kosten zu decken.

Ausländische Haushalts- und Betreuungskräfte können auch als Selbstständige arbeiten. Dann wird der Dienstleistungsvertrag zwischen ihr und dem Pflegebedürftigen oder dessen Angehörigen geschlossen. Das Arbeitsrecht gilt dann nicht. In diesem Fall muss die ausländische Betreuungskraft alle notwendigen Steuern und Sozialabgaben in ihrem Heimatstaat abführen. Vorsicht ist bei diesem Modell geboten, da eine sogenannte „Scheinselbstständigkeit" vorliegen kann, wenn der Umsatz nur durch einen „Auftraggeber" erzielt wird und die Haushalts- und Betreuungskraft mit im Haushalt des Pflegebedürftigen wohnt.

Sprachbarrieren

Außerdem ist zu bedenken, dass Deutsch zumeist nicht die Muttersprache der ausländischen Betreuungskräfte ist. Da das Sprachverständnis und Ausdrucksvermögen von Demenzbetroffenen mehr und mehr schwindet, kann die Verständigung wegen der geringen Sprachkenntnisse der Pflegekraft dann zusätzlich noch einmal erschwert werden. Diese mögliche sprachliche Hürde ist daher sicher auch eine Überlegung, sich gegen die Beschäftigung einer ausländischen Kraft im Haushalt eines Menschen mit Demenz zu entscheiden.

Andererseits ist häufig zu beobachten, dass Demenzbetroffene, bei denen Deutsch nur Zweitsprache ist, wieder in die Sprache ihrer Kindheit zurückfallen, selbst wenn sie diese seit Jahrzehnten nicht mehr gesprochen haben. Eine Betreuungsperson aus dem Land der alten Heimat wäre in diesen Fällen nahezu optimal; ein wenig Deutsch sollte sie natürlich auch können oder zumindest lernen. Doch auch hier ist Fingerspitzengefühl gefragt: Durch den Klang der in Vergessenheit geratenen Muttersprache können möglicherweise auch gut verdrängte, erschütternde Kriegs- oder Nachkriegserlebnisse wachgerufen werden, die Ihren demenzkranken Angehörigen verängstigen.

Tages- und Nachtpflege

In der teilstationären **Tagespflege** werden Menschen mit Demenz tagsüber betreut und ähnlich wie in einer stationären Einrichtung versorgt. Sie sind in einen strukturierten Tagesablauf eingebunden und nehmen an therapeutischen Angeboten teil. Am Nachmittag oder Abend kehren sie wieder in ihr gewohntes Umfeld zurück, verbringen dann Zeit mit den Angehörigen und schlafen in ihrem eigenen Zuhause. Die Tagespflege ist somit ein optimales Bindeglied zwischen ambulanter Pflege und stationärer Versorgung, zum Beispiel wenn Pflegende berufstätig sind. Empfehlenswert ist, dass die an Demenz erkrankte Person die Tagespflege mindestens zwei Tage pro Woche besucht. Das

Empfinden, sich in einer vertrauten Umgebung zu befinden, ist hier von großem positiven Einfluss.

Die Kosten werden, je nach Pflegegrad, durch Leistungen der Pflegekasse oder des Sozialamts übernommen (Pflegeversicherung → **Seite 171**).

→ **TIPP**
Wichtige Informationen und Hilfestellungen zum Thema Pflege und Pflegeorganisation bieten die Ratgeber **Pflegefall – was tun?** und **Pflege zu Hause** der Verbraucherzentralen:
www.ratgeber-verbraucherzentrale.de

Manche Pflegesituationen können auch eine Betreuung während der Nacht erfordern. Die **Nachtpflege** ist für Pflegende eine Entlastung, die häufig unter akutem Schlafmangel leiden, weil an Demenz erkrankte Angehörige nachts besonders aktiv sind (Nächtliches Wandern → **Seite 107**) oder auch dann medizinisch überwacht oder behandelt werden müssen. Allerdings sind Pflegeeinrichtungen, die überhaupt eine Nachtpflege anbieten, relativ rar. Die Pflegekassen informieren über entsprechende Angebote vor Ort.

Die Sätze für die Tages- und Nachtpflege entsprechen denen der regulären Pflegesachleistungen. Sie sind vom jeweiligen Pflegegrad abhängig (Pflegeversicherung → **Seite 175**, Tabelle: Monatliche Leistungen der Pflegeversicherung).

Kurzzeitpflege

Eine vollstationäre Kurzzeitpflege kann zum Beispiel nach einem Krankenhausaufenthalt der oder des an Demenz erkrankten Angehörigen notwendig sein oder wenn Pflegebedürftige vorübergehend nicht zu Hause versorgt werden können. Die Kurzzeitpflege kann für maximal 56 Tage (acht Wochen) im Jahr in Anspruch genommen werden, sodass Sie als pflegende Angehörige in den Urlaub fahren oder sich an anderen Aktivitäten intensiver beteiligen können. Die Pflegeeinrichtungen übernehmen während der Aufnahme die komplette Versorgung. Viele haben sich auf die Betreuung von Menschen mit Demenz eingestellt und bieten zusätzlich spezielle Beschäftigungsaktivitäten an.

Jeder Pflegebedürftige ab Pflegegrad 2 hat einen Anspruch auf 1.774 Euro pro Kalenderjahr (Stand: 1. Januar 2022), um die Kurzzeitpflege zu finanzieren. Kosten für Unterkunft und Verpflegung werden von der Pflegekasse nicht übernommen. Wird das Budget der Verhinderungspflege (in Höhe von 1.612 Euro) nicht verbraucht, kann der Rest auf das Budget für die Kurzzeitpflege hinzugerechnet werden, sodass bis zu 3.386 Euro pro Jahr (Stand: 1. Januar 2022) zur Verfügung stehen (Pflegeversicherung → **Seite 175**, Tabelle: Monatliche Leistungen der Pflegeversicherung).

Verhinderungspflege

Innerhalb der Verhinderungspflege übernimmt eine andere Person für einige Stunden, Tage oder Wochen die häusliche Pflege. Die Verhinderungspflege können Sie in Anspruch nehmen, wenn Sie Ihren Angehörigen schon mindestens sechs Monate pflegen. Bis zu 42 Tage (sechs Wochen) im Jahr können Sie nutzen, um in den Urlaub zu fahren oder sich regelmäßig kleine Atempausen zu verschaffen, zum Beispiel bei einer Wanderung oder einem Theaterabend.

Erfolgt die Verhinderungspflege durch nahe Angehörige oder Personen, die mit der an Demenz erkrankten Person zusammenleben, zahlt die Pflegeversicherung Leistungen in Höhe des 1,5-fachen Satzes des Pflegegeldes (Pflegeversicherung → **Seite 175**, Tabelle: Monatliche Leistungen der Pflegeversicherung).

Der jährliche Höchstbetrag in Höhe von 1.612 Euro (ab Pflegestufe 2) kann mit dem Budget der Kurzzeitpflege aufgestockt werden, wenn für diese weniger beansprucht wird. Die Höhe der Aufstockung ist allerdings auf 887 Euro, also auf die Hälfte des maximalen Betrags für die Kurzzeitpflege (also die Hälfte von 1.774 Euro) begrenzt (Pflegeversicherung → **Seite 175**, Tabelle: Monatliche Leistungen der Pflegeversicherung).

→ **TIPP**
Sie können zusammen mit Ihrem demenzkranken Familienmitglied in den Urlaub fahren. Einige Ferienveranstalter und Selbsthilfeverbände haben spezielle Angebote für Menschen mit Demenz. Einen Überblick erstellt unter anderem die Deutsche Alzheimer Gesellschaft.
www.deutsche-alzheimer.de

Wechsel der Wohnform

Menschen mit Demenz können mit Unterstützung ihrer Angehörigen und Freunde oft noch lange in ihrer Wohnung bleiben. Aber auch mit professioneller Unterstützung im Alltag kann der Punkt kommen, an dem Sie als pflegende Angehörige nicht mehr ausreichend entlastet werden und die Pflege zu Hause nicht mehr stemmen können. Dann steht der Wechsel in ein Pflegeheim oder alternativ der Umzug in eine betreute Wohnform bevor. Von Vorteil ist, wenn Sie dann bereits genaue Vorstellungen haben, in welcher Umgebung Ihr Angehöriger wohnen möchte und welche Wohn- und Betreuungsform für ihn geeignet erscheint.

→ **TIPP**

Einen Überblick über neue Wohnformen für Seniorinnen und Senioren bietet der Ratgeber **Neues Wohnen im Alter** der Verbraucherzentralen.
www.ratgeber-verbraucherzentrale.de

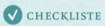 **CHECKLISTE**

Welche Wohnform ist geeignet?
- Fühlt sich die oder der Betroffene in einer familienähnlichen Umgebung mit großer sozialer Nähe wohl?
- Oder passt eher ein größerer Rahmen, weil zum Beispiel ein großes Bewegungsbedürfnis vorhanden ist?
- Welche regionalen Angebote an Heimen und alternativen Wohnformen gibt es? Je früher die Entscheidung getroffen wird, desto besser, denn Menschen mit Demenz gewöhnen sich leichter an eine neue Umgebung, wenn die Erkrankung noch nicht so weit fortgeschritten ist.

Alternative Wohnformen

Alternative Wohnformen in heimischer Umgebung sind für viele ältere Menschen eine erstrebenswerte Perspektive. Vor allem dann, wenn sich ihr Leben durch eine Demenzerkrankung geändert hat, wird dies dem Wunsch nach Vertrautheit, Sicherheit, sozialen Kontakten und Selbstständigkeit weiter entgegenkommen als es in einem Pflegeheim organisatorisch möglich ist. Im Trend liegen ambulant betreute Wohn- und Hausgemeinschaften sowie das Mehrgenerationenwohnen, das ähnlich einer Großfamilie organisiert ist. Aber nicht alle für Senioren konzipierten Wohnformen sind auch für Menschen mit Demenz geeignet.

Ambulant betreute Wohn- und Hausgemeinschaft für Menschen mit Demenz

Ambulant betreute Wohngemeinschaften sind eine Form des gemeinsamen Wohnens für an Demenz erkrankte Menschen, die bereits im frühen Stadium der Erkrankung nicht mehr alleine zu Hause leben können.

In einer Wohngemeinschaft teilen sich meist sechs bis zwölf Menschen mit Demenz eine Wohnung. Jeder bewohnt ein eigenes Zimmer. Wohnzimmer, Küche und Bad werden gemeinsam genutzt. Ambulante Pflegefachkräfte und Helfer versorgen die Bewohner. Neben der Pflege bereiten sie je nach Bedarf die Mahlzeiten zu und kümmern sich um den Haushalt der WG.

Besonders für junge Demenzkranke kann eine Demenz-WG beziehungsweise Hausgemeinschaft eine interessante Alternative sein, da sie oft andere Bedürfnisse haben als Betroffene mit einer Altersdemenz, die meist

15 bis 30 Jahre älter sind. Auch spielen bei schon in jungem Alter an Demenz erkrankten Menschen seltene Formen eine größere Rolle, wie beispielsweise die Frontotemporale Demenz (→ **Seite 31**). Da sie Emotionen und Sozialverhalten nicht gut steuern können, sind diese Betroffenen nur schwer in einer größeren Gruppe integrierbar. In einer kleineren Gemeinschaft wie bei diesem Wohnmodell kann besser auf deren Bedürfnisse eingegangen, herausforderndes Verhalten gemildert und mehr Akzeptanz erreicht werden.

Ähnlich den Demenz-Wohngemeinschaften leben in einer Hausgemeinschaft bis zu zwölf Bewohnerinnen und Bewohner in kleinen Wohneinheiten zusammen. Den zentralen Ort bildet meist das Gemeinschaftszimmer oder eine große Wohnküche.

Das Konzept der Wohn- oder Hausgemeinschaft bietet die Chance, dass Menschen mit Demenz länger selbstbestimmt in einer überschaubaren Gruppe leben. Es besteht für sie die Möglichkeit, an einem Leben teilzunehmen, das sich an einem normal strukturierten Alltag orientiert. Sie können einfache Aufgaben im gemeinsamen Haushalt übernehmen. Beide Wohnformen stellen relativ hohe Anforderungen an das Engagement der Angehörigen. Es wird erwartet, dass sie den Alltag mitorganisieren. Sie vertreten die Interessen der Bewohner und klären gemeinsame Angelegenheiten.

 RECHT

Anspruch auf Wohngruppenzuschlag

In drei Revisionsverfahren des Bundessozialgerichts vom 10.9.2020 (Az.: B3 P2/19 R, B3 P3/19 R und B3 P1/20 R) wurde über die Voraussetzungen für den Anspruch auf den Wohngruppenzuschlag von aktuell 214 Euro entschieden. Die Richter haben dabei weniger strenge Anforderungen angelegt. Er wird nur dann nicht gezahlt, wenn es sich bei der Wohngruppe um keine ambulant betreute Wohngruppe, sondern um eine verkappte vollstationäre Versorgungsform handelt oder wenn die in der Wohngruppe erbrachten Leistungen nicht über die der häuslichen Pflege hinausgehen.

Die Übertragung von sinnvollen Aufgaben macht an Demenz erkrankten Menschen Freude. Auch sind sie ruhiger und weniger aggressiv, ist die Erfahrung von **Anke Franke, Leiterin des Pflegeheims Maria-Martha-Stift in Lindau am Bodensee.** *Wenn sie das Gefühl haben, nicht mehr gebraucht zu werden, geben sie schneller auf, denn dann sind sie nur noch passiver Konsument von all dem, was passiert.*

→ **TIPP**

Menschen mit Demenz können eine einmalige Anschubfinanzierung in Höhe von 2.500 Euro erhalten, wenn sie eine ambulant betreute Wohngruppe gründen wollen. Insgesamt ist der Förderbetrag je Wohngruppe auf 10.000 Euro begrenzt. Darüber hinaus können Gelder in Höhe von bis zu 4.000 Euro für die Umgestaltung der gemeinsamen Wohnung beantragt werden, wenn sich durch den Umbau auf die Bedürfnisse von Menschen mit Demenz abgestellte Verbesserungen ergeben. Weitere Informationen erhalten Sie unter www.wohnungsanpassung-bag.de

Diese Wohnform hat jedoch ihre Grenzen, da sich das Leben vorwiegend innerhalb der Wohnung abspielt. Besonders für an Demenz erkrankte Menschen mit großem Bewegungsdrang kann dies zu Schwierigkeiten führen. Tagesaktivitäten, die über die aktive oder passive Beteiligung an alltäglichen Aufgaben im Haushalt hinausgehen, werden vom Pflegedienst meist nicht angeboten. Die Initiative übernehmen die Angehörigen, es werden Betreuungskräfte eingesetzt oder es werden externe Angebote wahrgenommen.

Kosten entstehen für Miete, Pflege und Betreuung, Verpflegung, Anschaffungen und Instandhaltung. Bei qualitativ guter Pflege und Betreuung entsprechen die Kosten denen eines Pflegeheims. Es gibt allerdings teils große regionale Preisunterschiede. Pflegebedürftige, die in einer ambulant betreuten Wohn- oder Hausgemeinschaft leben, können auf Antrag eine Pauschale in Höhe von 214 Euro monatlich erhalten, einen sogenannten Wohngruppenzuschlag.

Sonderform: Bauernhof für Menschen mit Demenz

Für an Demenz erkrankte Menschen, die einen größeren Bewegungsradius brauchen, sind ambulant betreute Wohngemeinschaften auf einem Bauernhof eine Alternative. Dort können sie sich im Freien bewegen und körperliche Arbeiten übernehmen, sich um die Tiere kümmern oder ein Gemüsebeet pflegen. Diese bislang noch seltene Wohnform eignet sich besonders gut für Menschen, die auf einem Bauernhof aufgewachsen sind, in der Landwirtschaft tätig waren oder naturverbunden sind.

Mehrgenerationenwohnen

Im Mehrgenerationenhaus leben ähnlich einer Großfamilie Menschen verschiedener Altersgruppen – vom Kind bis zum Greis – unter einem Dach und unterstützen sich gegenseitig. Bei einer beginnenden Demenz kann sich der Betroffene entsprechend seinen Fähigkeiten und Interessen meist gut in die Gemeinschaft einbringen und gleichzeitig die benötigte Hilfe

Wir hatten meine Mutter nicht in unserem Haus wohnen. Da zu dieser Zeit meine Frau und ich [in] Vollzeit berufstätig waren, wäre das auch sehr schwierig geworden. Nachdem er seine Mutter nach einem Sturz ins Krankenhaus bringen ließ und dort ein Rippenbruch festgestellt wurde, der nicht zu behandeln war, meinten die Ärzte bald, dass sie nicht mehr allein nach Hause kann. *In der Zeit hatten wir für sie ein Zimmer in einem sehr schönen Altenpflegeheim bei uns im Ort gefunden, wo sie schon mal 14 Tage vorher gewesen war, als wir in den Urlaub fuhren, und wo ich sie dann abends und am Wochenende mit dem Rad besuchen fahren konnte. Das war eine deutliche Erleichterung für mich. Aber auch für meine Mutter, da ihr die Mühen des Tages genommen waren. Man merkte ihr sehr gut an, dass sie deutlich ruhiger wurde, sich dort wohl fühlte und, [wie] ich glaube, auch glücklich war.*
Johann G.

Die Entscheidung, dass Martha aufgrund der fortschreitenden Demenz in ein Heim ziehen soll, fiel nicht leicht und das, obwohl Martina B. lange bewusst war, dass dieser Tag kommen wird.
Ich hatte ein halbes Jahr so etwas wie Liebeskummer, nur schlimmer. Sie weiß aber, dass es Martha gut geht, wo sie jetzt ist. Ich gönne ihr, dass sie jetzt rund um die Uhr versorgt wird von Menschen, die das professionell können, die von Pflege in dem eigentlichen Sinn etwas verstehen. Die die greisen Körper passend versorgen, die auch wissen, wann (gegen all meine Gedanken) Chemie nötig wird. Die es gelernt haben, medizinisch, psychologisch und was weiß ich. Was ich hier getan habe, war erweiterte Hauswirtschaft mit Vorlesen.
Martina B.

durch die Hausbewohner erhalten. Es sollte jedoch vorab geklärt werden, ob er weiter in der Wohnung leben kann, wenn die Demenz fortschreitet. Die Erkrankung und deren Verlauf stellt die gesamte Hausgemeinschaft vor immer neue Herausforderungen. Es kann der Zeitpunkt kommen, an dem das Konzept der gegenseitigen Hilfe infrage steht.

Das Pflegeheim

Im Alter ins Pflegeheim ziehen? Das wollen sich viele Betroffene genauso wie ihre Angehörigen lieber nicht vorstellen. Doch ein Umzug in ein Pflegeheim kann auch Vorteile mit sich bringen: Die älteren Menschen verbringen zusammen mit Gleichaltrigen ihren Lebensabend, werden rundum versorgt, können an Veranstaltungen teilnehmen und sich

GUT ZU WISSEN

Ein geeignetes Heim finden

- Welche Wünsche, Interessen und Bedürfnisse sind wichtig?
- Bestehen besondere Vorstellungen hinsichtlich Ausstattung und Umgebung?
- Wie nah soll es am Wohnort der Angehörigen liegen?
- Besteht in der alten Umgebung ein soziales Netz, an dem Ihre Angehörige weiterhin teilhaben kann?
- Sind Betreuungs- und Veranstaltungsangebote gewünscht oder erforderlich?
- Wie gestalten sich die finanziellen Möglichkeiten?

Umso konkreter Ihre Vorstellungen sind, umso gezielter können Sie schon zu einem frühen Zeitpunkt nach einer geeigneten Einrichtung Ausschau halten. Wenn Sie sicher sind, dass Sie das passende Pflegeheim gefunden haben, dann lassen Sie Ihren Angehörigen frühzeitig unverbindlich auf die Warteliste setzen (siehe Wichtige Adressen → **Seite 189**).

 GUT ZU WISSEN

Wie erkennen Sie ein gutes Heim?

Ein gutes Pflegeheim steht und fällt mit der Haltung der Mitarbeiterinnen und Mitarbeiter – vom Hausmeister über die Pflegekräfte bis zur Leitungsebene. Sind sie hilfsbereit, freundlich und den Bewohnern zugewandt? Ist das Personal fest angestellt oder arbeitet man mit Leiharbeitsfirmen zusammen? Wie hoch ist die Fluktuation? Sie sollten auch darauf achten, wie man sich Ihnen gegenüber verhält. Bei der Besichtigung des Hauses ist der erste Eindruck wichtig. Ist der Geruch angenehm oder riecht es nach saurer Moral und Urin? Gibt es Freiraum für Individualität? Stehen auf den Tischen Kunstblumen oder echte? Begegnet man Bewohnern? Sehen sie hilflos oder zufrieden aus? Ist Leben im Haus? Die Atmosphäre eines Heimes kann man erfühlen!

an besonderen Aktivitäten beteiligen. Auch für die Angehörigen verbessert sich die Lage. Sie müssen sich keine Sorgen um die Betreuung machen und haben dadurch mehr Zeit und Ruhe für den Angehörigen. Ein gutes Pflegeheim kann einem Menschen mit Demenz zuträglicher sein als ein Haushalt, in dem sie oder er sich einsam fühlt, die Pflegenden überfordert sind oder in dem eine gereizte Grundstimmung herrscht.

Je früher darüber gesprochen wird, ob eine Unterbringung im Alten- oder Pflege-

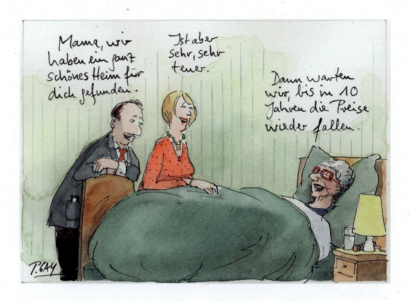

heim prinzipiell infrage kommt, desto leichter fällt die Entscheidung, wenn ein selbstständiges Leben in den eigenen vier Wänden nicht mehr möglich ist. Mit einem zeitlichen Puffer können verschiedene Heime angeschaut werden und es besteht die Möglichkeit, sich mit dem jeweiligen Pflegekonzept vertraut zu machen. Teilweise ist es auch möglich, an vom Heim organisierten Veranstaltungen als Gast teilzunehmen oder einige Tage zur Probe zu wohnen, um die täglichen Abläufe und die speziellen Angebote kennenzulernen. Auf diese Weise können bereits Kontakte zu Heimbewohnern geknüpft wer-

Eine Bewohnerin von uns hat ein kleines Tagebuch geführt, bevor sie zu uns gekommen ist. Da steht drin, dass sie an manchen Tagen mit niemandem gesprochen hat, erzählt die **Pflegeheimleiterin Anke Franke.** Die Kinder leben weit weg und die Freunde sind nach und nach verstorben. *Es ist ein ganz großes Problem, dass die alten Menschen zu Hause vereinsamen. Dann stumpft auch der Geist ab, weil er keine Inputs mehr bekommt. Wenn der Geist nachlässt oder sich eine Demenz entwickelt, setzen sich noch mehr Menschen ab. Sie halten es ja nicht aus.* Es sei fatal, grundsätzlich immer ambulant vor stationär als Pflegelösung zu propagieren: *Ich denke, das ist der falsche Ansatz.*

den, die zu gegebener Zeit den Übergang von zu Hause ins Heim erleichtern.

Mit der Vielzahl an Tagesaktivitäten, die in einem guten Pflegeheim angeboten wird, können alternative Wohnformen nicht mithalten, selbst wenn die Angehörigen sich sehr engagieren. Problematisch bei einer Betreuung im Heim sind aber die oft viel zu großen Wohngruppen von bis zu 20 Bewohnerinnen und Bewohnern, deren Leben sich in einem gemeinsamen Wohnzimmer auf einer Etage abspielt. Bereits zehn oder zwölf Personen, die in einer Wohn- beziehungsweise Hausgemeinschaft zusammenleben, sind selbst für Gesunde oft schon zu viel. Besonders Menschen mit Demenz in einem fortgeschrittenen Krankheitsstadium können die Geräuschkulisse, die Gerüche und die Unruhe kaum oder nicht mehr ertragen. Die Ballung an Menschen und Reizen ist purer Stress für sie. Sie brauchen eine vertraute, ruhige Umgebung und kleine Wohneinheiten, um sich sicher zu fühlen.

Besonders Betroffene, die es über viele Jahre gewohnt waren, allein und unabhängig zu leben, fühlen sich in einem Pflegeheim aufgrund ausnahmslos unbekannter Personen und einem festgefügten Tagesplan sehr fehl am Platz. Sie reagieren dann misstrauisch oder aggressiv, lehnen die Kontaktaufnahme zu anderen Personen ab und sitzen teilweise wortwörtlich auf gepackten Koffern. In dieser Phase wird nicht selten eine rapide Verschlechterung des Erinnerungsvermögens beobachtet. Man kann versuchen, den Übergang zu erleichtern, indem ein bequemer Sessel, eine Erinnerungsecke mit besonderen Gegenständen oder Fotos vertrauter Personen und Landschaften aus der früheren Wohnung mitgebracht werden.

→ **TIPP**

Orientierungshilfe für Pflegeheimtüren: Die Aachener Firma „Meine alte Haustür" fertigt Bilder an, die Türen von Wohnungen aus der Vergangenheit oder Kindheit des Betroffenen nachempfunden sind. Jedes einzelne Türbild ist ein Unikat. Diese emotionale Bindung zu den maßgeschneiderten Türen ist es auch, die es ihnen erleichtert „nach Hause", also in ihr Zimmer zu finden. Die vertrauten Bilder helfen dem Betroffenen, sich auch im Heim besser zurechtzufinden und geben ihm das Gefühl, in einer vertrauten Umgebung zu sein. Ziel ist auch hier, die Lebensqualität zu steigern.
https://meine-alte-haustür.de

Das Pflegeheim als offene Begegnungsstätte

Besonders im ländlichen Raum wächst die Einsicht, dass sich Pflegeheime für den „sozialen Nahraum" öffnen und sich auch als

Mit „Club intakt" bieten wir ein Sturzpräventionsprogramm nach einem Schweizer Konzept an. Es handelt sich um ein Rhythmiktraining nach Emile Jacques-Dalcroze, an dem gesunde wie auch an Demenz erkrankte Senioren, die noch zu Hause leben, zusammen mit den Heimbewohnern teilnehmen können. Zu improvisierter Klaviermusik führen sie Bewegungen aus, die vor allem die Multitasking-Fähigkeit trainieren. Sie müssen sich gleichzeitig auf zwei Sachen – die Schritte und die Töne – konzentrieren, sodass das Gedächtnis, der Gleichgewichtssinn und die Koordination verbessert werden. Die Teilnehmenden haben viel Spaß dabei, trinken danach im Wintergarten des Heims noch ein Käffchen und erleben so Gemeinschaft. **Anke Franke, Leiterin des Pflegeheims Maria-Martha-Stift** in Lindau am Bodensee.

Seniorenzentrum oder Begegnungsstätte verstehen sollten. Damit können unter anderem Versorgungslücken geschlossen und die strikte Trennung zwischen stationärer und ambulanter Pflege aufgehoben werden. Alte oder pflegebedürftige Menschen, die im direkten Umfeld wohnen, können an kulturellen und sportlichen Veranstaltungen teilnehmen. Sie können mit den Bewohnerinnen und Bewohnern des Heims im Rahmen eines offenen Mittagstischs zusammen essen und soziale Kontakte bei einer Tasse Kaffee oder Tee pflegen.

Die Öffnung eines Pflegeheims als Begegnungsstätte hat einen weiteren positiven Effekt. Wenn ein Mensch mit Demenz nicht mehr durch seine Angehörigen gepflegt werden kann, ist dies die Chance für einen leichteren Übergang von seinem bisherigen Lebensmittelpunkt ins Pflegeheim. Wenn sie oder er beispielsweise schon längere Zeit an der Mittagstafel teilgenommen hat, sind sowohl die Bewohner als auch die Umgebung bereits bekannt. Das „Heim" ist kein rotes Tuch mehr, sondern wird bald schon als neues Zuhause wahrgenommen.

→ **TIPP**

Stations- oder Besuchstiere

In einigen Pflegeheimen gibt es sogenannte Stationstiere, die permanent mit den Bewohnern zusammenleben. In anderen kommen speziell trainierte Besuchstiere mit ihren Tierhaltern für einige Stunden pro Woche vorbei. Tiere können Angst vor Neuem nehmen, die Orientierung erleichtern und die Eingewöhnungszeit verkürzen. Wer die gewohnte Umgebung, das angestammte soziale Umfeld verloren hat, ist froh, einen neuen Ankerpunkt zu finden (siehe dazu auch Therapie mit Tieren → **Seite 66**).

Ein ganzes Dorf für Demenzkranke

Das Konzept, das „Heim" als neues Zuhause wahrzunehmen, wurde zuerst in „De Hogeweyk" nahe Amsterdam umgesetzt. Das „Demenzdorf" ist eine in den letzten Jahren weithin diskutierte Alternative zum klassischen Pflegeheim und zu anderen stationären Wohnformen. Dabei handelt es sich um ein Dorf, das speziell für Menschen mit Demenz konzipiert und auf deren Bedürfnisse abgestimmt ist. Kritiker sprechen hingegen von einem „Ghetto", wohin an Demenz erkrankte Menschen „ausgelagert" würden. Denn das Dorf ist von einem Zaun umgeben und verfügt nur über einen zentralen Zugang. Man würde den Bewohnern dort eine Scheinwelt vorgaukeln und sie in Wirklichkeit wegsperren. Stattdessen wird pauschal gefordert, dass Demenzkranke in die Mitte der Gesellschaft zurückgeholt und nicht isoliert werden sollen.

Wie sieht ein „Demenzdorf" aus?

Bei „De Hogeweyk" trat an die Stelle eines baufälligen, mehrstöckigen Pflegeheims mit langen, weißgetünchten Fluren und ununterscheidbaren Zimmern ein Ort mit flachen, farbigen Wohngebäuden, die durch Höfe miteinander verbunden sind. Jeder Hof ist anders gestaltet, sodass auf kleinem Raum ein Gefühl von Weite entsteht. Es wurden ein Teich, Straßen, Plätze, Läden, Geschäfte und sogar ein Konzerthaus gebaut, das jedermann offensteht.

Nicht nur die Fassadenfarbe und Gartenanlage vor dem Haus, auch die Inneneinrichtungen der Häuser unterscheiden sich voneinander. In „De Hogeweyk" herrschen sieben Einrichtungsstile vor, die den sieben Lebenswelten der Niederländer entsprechen: rustikal, urban, christlich, wohlhabend, indonesisch, kulturell-versiert und häuslich. Die Siedlung ist somit gleichzeitig ein Abbild der niederländischen Gesellschaft en miniature. Möglichst viel von dem, was das Leben der Person ausgemacht hat, soll sich hier wiederfinden: vertraute Möbel, vertraute Einrichtungsgegenstände, vertraute Musik, vertrautes Essen, vertraute Biografien. Das „Lebensstilkonzept" bedeutet auch, dass die jeweils sechs Bewohnerinnen und Bewohner, die zusammen in einem der Häuser leben, nicht zufällig zusammengewürfelt werden. Sie sollen eine möglichst große gemeinsame Schnittmenge an Interessen und Gewohnheiten haben.

Die positiven Auswirkungen des Lebensstilkonzepts sind durchaus spür- und messbar. In „De Hogeweyk" sind die Bewohner seltener krank, insgesamt ruhiger und bekommen weitaus weniger Psychopharmaka als im alten Pflegeheim, das bis 2006 auf dem Gelände stand.

Hergensweiler Projekt

In Deutschland gibt es mit Süssendell/Stolberg in Nordrhein-Westfalen und Hameln in Niedersachsen bereits zwei Projekte, die von dem niederländischen Dorf inspiriert wurden. Aufgrund umfangreicher pflege- und baurechtlicher Vorschriften waren dort jedoch viele Kompromisse einzugehen.

Zu Kompromissen war Anke Franke, Leiterin des Pflegeheims Maria-Martha-Stift in Lindau am Bodensee, kaum bereit, wenn es um das Projekt „Hergensweiler Heimelig" ging. Sie plante in der Nähe von Lindau ein Demenzdorf, auf dessen Areal Bewohner nicht in ihrem Bewegungsdrang eingeschränkt werden müssen.

Anstatt Demenzkranke in die „reale Welt" integrieren zu wollen, zu der sie immer weniger Zugang haben und die sie meiden, weil sie sie immer mehr verunsichert, sollte diese Welt in „Hergensweiler Heimelig" in ihre überschaubare Umgebung hineingeholt werden können.

Leider scheiterte das Projekt vor allem an pflege- und baurechtlichen Vorgaben. Daher gab die Evangelische Diakonie Lindau das Projekt „Hergensweiler Heimelig" endgültig auf.

Das Dorf sollte aus 16 ebenerdigen Wohneinheiten für insgesamt 128 Bewohner, einem Tante-Emma-Laden, einer Gaststätte mit Biergarten, einem Friseur, einem Kindergarten und einem kleinen Tiergehege am Rande einer Parkanlage bestehen. Mit Ausnahme der Wohnungen sollten alle Einrichtungen auch von Nachbarn sowie von Gästen genutzt werden können.

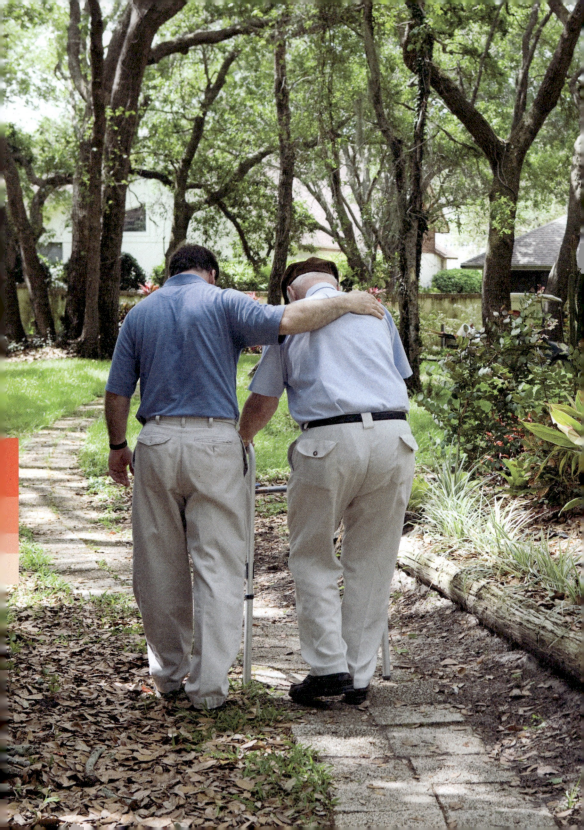

Rechtliche Vorsorge

Je früher, desto besser: Eine vorausschauende Planung ermöglicht es, die eigenen Wünsche und Vorstellungen hinsichtlich rechtlicher, finanzieller und medizinischer Angelegenheiten zu formulieren und schriftlich festzuhalten. Bei fortschreitender Demenz gerät ein Mensch zudem in rechtliche Grauzonen: Was tun, wenn die Fahrtauglichkeit vermindert oder das Urteilsvermögen eingeschränkt ist?

Im Kreis von Angehörigen oder vertrauten Personen kann ein Überblick über die Finanz- und Eigentumsverhältnisse gewonnen, die rechtliche Lage besprochen und anstehende Entscheidungen in Ruhe überdacht werden. Wichtige Beratungsinstanzen sind hierbei der Notar oder Fachanwalt, der die Verfügungen beurkunden oder beglaubigen kann sowie auch Betreuungsvereine oder -behörden, die ebenfalls beraten und beglaubigen. Für den Fall, dass keine eigene Entscheidung mehr getroffen werden kann, können dann eine Vorsorgevollmacht und eine Betreuungsverfügung erstellt werden. Medizinische Maßnahmen in Notfällen oder am Ende des Lebens sollten in einer Patientenverfügung festgelegt werden. Auch sollte an die Regelung des Erbes gedacht und diese frühzeitig in einem Testament festgeschrieben werden.

→ **TIPP**
Im Ratgeber **Patientenverfügung** sowie im **Vorsorge-Handbuch** der Verbraucherzentralen finden Sie rechtssichere Informationen zu Patientenverfügung, Vorsorgevollmacht, Betreuungsverfügung und Testament.
www.ratgeber-verbraucherzentrale.de

... uneingeschränkt einkaufen mit Demenz?

Grundsätzlich ist jeder Mensch ab seinem 18. Geburtstag voll geschäftsfähig. Unter **Geschäftsfähigkeit** wird im juristischen Sinn die Fähigkeit verstanden, gültige Rechtsgeschäfte, also beispielsweise Kaufverträge, abzuschließen. Es gibt jedoch Einschränkungen, die nach deutschem Recht abgestuft werden. Eine Person kann demnach auch beschränkt geschäftsfähig sein. Wer einen komplizierten Pachtvertrag mit vielen Klauseln nicht mehr versteht, kann vielleicht noch immer die Folgen eines Abonnementvertrags überblicken. Wer aber in seiner Denk- und Urteilsfähigkeit so sehr beeinträchtigt ist, dass er die Bedeutung und Folgen eines Vertrags nicht mehr verstehen und vernünftig abwägen kann, ist **geschäftsunfähig.** Aber selbst wer geschäftsunfähig ist, kann noch immer sogenannte Bagatellgeschäfte tätigen, also zum Beispiel Brötchen und andere Dinge des täglichen Bedarfs kaufen.

In Grenzfällen ist eine Geschäftsunfähigkeit für Außenstehende kaum erkennbar. Unabhängig davon sind die Rechtsgeschäfte (wie etwa Spenden oder Verträge) unwirksam. Weder der an Demenz erkrankte Mensch noch der Ehepartner oder Vorsorgebevollmächtigte sind dann zur Vertragserfüllung verpflichtet. Ist bereits Geld geflossen, besteht in der Regel ein Recht auf Rückerstattung, aber viele Firmen sind schon aus Kulanzgründen zur Rückabwicklung bereit. Zu den unwirksamen Rechtsgeschäften zählen auch die sogenannten Haustürgeschäfte oder Verkäufe auf Kaffeefahrten. Selbst wenn Rechtsgeschäfte nicht wegen Geschäftsunfähigkeit unwirksam sind, können sie innerhalb einer Frist von 14 Tagen nach Vertragsschluss widerrufen werden.

Vorsorgevollmacht

Mit einer Vorsorgevollmacht werden wichtige persönliche Entscheidungen und Handlungen auf eine Person des Vertrauens übertragen. Es können auch mehrere Bevollmächtigte benannt werden. So kann sich beispielsweise ein Bevollmächtigter um Finanzen kümmern und ein anderer um die Gesundheitsfragen. Oder einer entscheidet dann, wenn der erste nicht kann. Sollte keine solche Vertrauensperson vorhanden sein, ist es besser, auf eine Vorsorgevollmacht zu verzichten und sich auf eine Betreuungsverfügung (→ **Seite 160**) zu beschränken.

Die Vorsorgevollmacht ist für den Zeitpunkt vorgesehen, zu dem man aus gesundheitlichen Gründen nicht mehr in der Lage ist, sich um die eigenen Angelegenheiten selbst zu kümmern. Es können verschiedene Bereiche separat geregelt werden. So können in einer sogenannten **Gesundheitsvoll-**

GUT ZU WISSEN

Feststellung der Geschäftsunfähigkeit

Geschäftsunfähigkeit bei Demenz ist ein emotional belastendes Thema, wenn es um Eltern oder ein anderes Familienmitglied geht. Sie festzustellen ist jedoch wichtig, um Nachteile für Betroffene zu verhindern, etwa durch Fehlkäufe, bei unerwünschten Vertragsabschlüssen und möglicherweise auch bei Streit innerhalb der Familie. Die Geschäftsunfähigkeit im Nachhinein zu beweisen, kann sich schwierig gestalten.
Doch wer stellt die Geschäftsunfähigkeit bei Demenz fest? Meist hat der Hausarzt durch die langjährige Betreuung einen guten Überblick über den Gesundheitszustand Ihres Angehörigen. Jedoch reicht ein Attest des Allgemeinmediziners häufig nicht aus. Gefragt ist die Beurteilung eines Facharztes, beispielsweise einer Neurologin oder eines Psychiaters.

Ich mache mir Vorwürfe, dass ich nicht mehr für meine Mutter getan habe. Hätte ich mehr über Alzheimer gewusst, wäre ich doch schon viel früher mit ihr zum Arzt gegangen. Wir hätten das Finanzielle und Rechtliche besser in ihrem Einvernehmen regeln können. Ich hätte auch mehr Initiative ergriffen und mich um die Vorsorgevollmacht gekümmert.
Sabine T.

macht Verfügungen zur medizinischen Behandlung (Patientenverfügung → Seite 161) festgelegt werden. Außerdem können **Verfügungen zur Art der Pflege** getroffen werden. Besteht beispielsweise der Wunsch, möglichst lange zu Hause zu leben oder als Patient an einem Forschungsvorhaben teilzunehmen, kann dies darin festgehalten werden. Wichtig sind auch Regelungen zu behördlichen und finanziellen Angelegenheiten. Meist ist es sinnvoll, daneben noch eine Bankvollmacht zu erstellen, da viele Banken hierfür eigene Formulare vorhalten. Grundsätzlich sollte die Vollmacht möglichst genau festlegen, wozu sie im Einzelnen ermächtigt. Bereiche und Zuständigkeiten, die in der Vollmacht nicht geregelt wurden, müssen später eventuell in einem gerichtlichen Betreuungsverfahren geklärt werden.

Form
Zwar kann die Vollmacht auch mündlich erteilt werden. Weil ein Bevollmächtigter seine Bevollmächtigung aber nachweisen muss, sollte sie schriftlich erteilt und mit Datum und Unterschrift versehen werden. Unter Umständen (etwa bei einer Vollmacht für den Abschluss von Immobiliengeschäften) muss die Vollmacht notariell beurkundet werden.

> ✓ **CHECKLISTE**
>
> **Gesucht: Vertrauensperson**
>
> Im frühen Stadium der Demenz können Betroffene wichtige Entscheidungen für die Zukunft unabhängig von anderen Personen treffen. Folgende Fragen sollten überdacht werden:
> - Gibt es eine Person, der Sie voll und ganz vertrauen?
> - Wissen Sie, wer Sie in Angelegenheiten vertreten soll, wenn Sie Entscheidungen nicht mehr selbstständig treffen können?
> - Wollen Sie die Vollmacht auf finanzielle Angelegenheiten, die medizinische Behandlung oder die Art der Unterbringung beschränken?
> - Soll die finanzielle Bevollmächtigung umfassend oder auf bestimmte Bankgeschäfte eingeschränkt sein?

Außerdem muss die oder der Betroffene zum Zeitpunkt der Unterschrift voll geschäftsfähig sein, also die Tragweite von Geschäften und Entscheidungen richtig beurteilen können. Das trifft auf die meisten Menschen mit einer beginnenden Demenz noch zu. Bereits bei einer mittelschweren Demenz ist die Geschäftsfähigkeit häufig nicht mehr gegeben. Entsprechend sollten die Entscheidungen für die Zukunft so bald als möglich geregelt werden.

Betreuungsverfügung

In einer Betreuungsverfügung wird festgelegt oder zumindest vorgeschlagen, wer im Fall der Fälle die Betreuung übernehmen soll (und wer nicht). Nur in einem ganz engen Rahmen darf das Betreuungsgericht von der Verfügung abweichen, nämlich dann, wenn sich die gewünschte Person nach einer Prüfung durch das Betreuungsgericht als ungeeignet erweist. Ähnlich wie in der Vorsorgevollmacht sollte so genau wie möglich festgelegt werden, wie man betreut, gepflegt und medizinisch behandelt werden möchte (oder wie nicht) und wer die Finanzen oder das Vermögen verwalten soll. Es können Wünsche festgehalten werden, welche konkreten Aufgaben ein Betreuer übernehmen soll.

Form

Da es in der Betreuungsverfügung um Vorschläge und Wünsche der oder des Betroffenen, nicht aber um ein rechtsgeschäftliches Handeln geht, ist es im Gegensatz zur Vorsorgevollmacht nicht erforderlich, dass sie oder er voll geschäftsfähig ist. Es reicht aus, wenn der an Demenz erkrankte Mensch einsichtsfähig in die von ihm geforderte beziehungsweise gewünschte Maßnahme und volljährig ist. Die Betreuungsverfügung muss nicht schriftlich abgefasst werden, es bietet sich jedoch aus Beweisgründen an. Eine notarielle Beurkundung ist nicht erforderlich.

→ **TIPP**

Der Ratgeber **Betreuung. Was Angehörige und Betreute wissen müssen** der Verbraucherzentralen gibt einen umfassenden Überblick.
www.ratgeber-verbraucherzentrale.de

Sollte keine Betreuungsverfügung vorliegen, bestellt das Gericht eine Person, die den Menschen mit Demenz in allen notwendigen Bereichen (besonders Vermögens- und Gesundheitssorge, Aufenthaltsort) vertreten kann. Bevorzugt werden Familienangehörige oder Freunde als ehrenamtliche Betreuer eingesetzt, alternativ Berufsbetreuer. Rechtliche Betreuer unterstehen der Kontrolle des Gerichts und müssen regelmäßig Rechenschaft ablegen.

Im Falle einer wirtschaftlichen Selbstgefährdung sollte beim Amtsgericht die Einrichtung einer gesetzlichen Betreuung beantragt werden. Der Betreuer wird dem Menschen mit Demenz für bestimmte Aufgabenkreise – zum Beispiel für die Vermögenssorge – an die Seite gestellt und kann in seinem Namen für ihn tätig werden. Dabei wird die oder der Betroffene im eigenen Handeln jedoch nicht eingeschränkt und kann weiterhin Rechtsgeschäfte tätigen. Wenn eine erhebliche Gefahr besteht, dass die oder der Betreute sich selbst oder sein Vermögen schädigt, kann das Gericht einen sogenannten Einwilligungsvorbehalt anordnen. In diesem Fall kann der Betreute Rechtsgeschäfte nur mit Einwilligung des Betreuers abschließen.

Im Unterschied zum ehrenamtlichen Betreuer, der lediglich eine Aufwandsentschädigung erhält, wird ein Berufsbetreuer nach einer Gebührenordnung bezahlt. Betreuungsverfahren und natürlich die Betreuung selbst sind mit Kosten verbunden, die von der oder dem Betroffenen getragen werden müssen. Bei fehlendem Vermögen springt der Staat ein.

Patientenverfügung

Durch eine Patientenverfügung wird festgelegt, welche medizinischen Maßnahmen in Notfällen oder am Ende des Lebens vorgenommen werden sollen oder nicht. Darüber hinaus ist es möglich, Einfluss auf die spätere Therapie zu nehmen und das Selbstbestimmungsrecht zu wahren. Die Verfügung sollte so genau wie möglich formuliert werden. Es geht nicht nur um die Frage: Lasse ich mich wiederbeleben? So kann unter anderem bestimmt werden, ob im Ernstfall beatmet oder künstlich über eine Magensonde ernährt werden soll, schwere Schmerzmittel verabreicht werden sollen, eine hospizliche Sterbebegleitung gewünscht wird oder nach dem Tod Organe gespendet werden sollen. Auch die Bereitschaft zur Teilnahme an einer klinischen Studie kann hier erklärt werden. Die Fragen sollten im Vorfeld mit dem

Arzt des Vertrauens erörtert worden sein. Sinnvoll ist es, die Patientenverfügung mit einer Vorsorgevollmacht zu kombinieren. In der Vollmacht wird dann dem Bevollmächtigten die Aufgabe übertragen, die Festlegungen in der Patientenverfügung gegenüber Ärzten und Pflegepersonal durchzusetzen.

Form

Eine Patientenverfügung muss schriftlich verfasst und mit Datum unterschrieben werden. Bei der Abfassung kommt es nicht auf die Geschäftsfähigkeit des volljährigen Patienten an, sondern auf dessen Fähigkeit, die Art der medizinischen Behandlung richtig erfassen und einschätzen zu können.

→ **TIPP**
Da in der Patientenverfügung der aktuelle Wille steht, sollte das Dokument regelmäßig überdacht und gegebenenfalls erneuert werden. Sie kann jederzeit formlos widerrufen werden – notfalls auch mündlich, beispielsweise dem behandelnden Arzt gegenüber, der dies wiederum schriftlich zu dokumentieren hat.

Das Erbe regeln

Nicht nur Vollmachten sind für eine finanzielle Vorsorge wichtig. Auch wer das gesamte Vermögen oder Teile davon erben soll, sollte frühzeitig in einem Testament festgeschrieben werden. Der letzte Wille in Form eines Testaments hat Vorrang gegenüber der gesetzlich geregelten Erbfolge. Das Testament kann zwar auch allein angefertigt werden, Anwälte und Notare geben zusätzlich Auskunft zu erbrechtlichen Angelegenheiten, wie Testament, Vermächtnis, Möglichkeit zur Hinterlegung im Testamentsregister oder sie informieren über die Alternative einer Schenkung.

Das Testament muss – wenn es nicht bei einem Notar aufgesetzt wird – handschriftlich niedergelegt sein, mit dem aktuellen Datum versehen und unterschrieben werden. Ein am Computer verfasster Text im Ausdruck reicht nicht. Es gilt immer das neueste Testament. Einen Notar aufzusuchen empfiehlt sich, wenn der Inhalt komplizierter wird oder einem Streit unter Erben vorgebeugt werden soll. Voraussetzung für ein wirksames Testament ist, dass der Erblasser testierfähig ist. Das ist nicht der Fall, wenn der Verfasser wegen krankhafter Störung der Geistestätigkeit, wegen Geistesschwäche oder wegen Bewusstseinsstörung nicht in der Lage ist, die Bedeutung einer von ihm abgegebenen Willenserklärung einzusehen und nach dieser Einsicht zu handeln. Ob diese Testierfähigkeit im konkreten Fall vorliegt, muss bei einem Menschen mit Demenz nach den damit einhergehenden Symptomen beurteilt werden.

→ **TIPP**
Im Ratgeber **Richtig vererben und verschenken** sowie im **Handbuch Testament** der Verbraucherzentralen finden Sie ausführlichere Informationen.
www.ratgeber-verbraucherzentrale.de

Dement und mitten im Berufsleben

Tritt die Demenzerkrankung vor dem Rentenalter auf, hat dies oft gravierende Auswirkungen auf die berufliche und finanzielle Situation. Verpflichtungen, wie beispielsweise Kreditzahlungen durch den Erwerb einer Eigentumswohnung, einer Einbauküche oder eines Autos, können einer Familie schnell über den Kopf wachsen, insbesondere wenn sich das Einkommen plötzlich deutlich verringert.

Kann ich weiterarbeiten?

Wer eine Demenzdiagnose erhält, muss seinen Job nicht gleich aufgeben. Falls der Wunsch besteht, die Berufstätigkeit weiterzuführen, sollten die Möglichkeiten hierfür mit dem Arbeitgeber und vielleicht auch den Kollegen geklärt werden.

Allerdings kann man zunächst gut beraten sein, mit dieser Information vorsichtig umzugehen. Demenzkranke sind nicht verpflichtet, ihren Arbeitgeber von sich aus über die Diagnose zu informieren. Je nach Komplexität der Aufgaben und Verantwortlichkeiten wird aber früher oder später der Punkt kommen, an dem das Gespräch mit dem Arbeitgeber unumgänglich wird. Alternativ kann aber auch zunächst die Möglichkeit der Krankschreibung für bis zu 78 Wochen genutzt und im Anschluss wegen Erwerbsminderung ein Rentenantrag gestellt werden.

Kündigungsschutz

Berufstätige sollten möglichst bald nach der Demenzdiagnose einen Schwerbehindertenausweis beantragen, denn damit haben sie einen besonderen Kündigungsschutz (Schwerbehindertenausweis und Behindertenparkausweis → **Seite 166**). Der Antrag auf Anerkennung einer Schwerbehinderung muss spätestens drei Wochen vor Zugang der Kündigung gestellt worden sein, damit der Sonderkündigungsschutz greift. Wenn man sich darauf berufen will, muss außerdem der Arbeitgeber innerhalb von drei Wochen nach Eingang der Kündigung über die vorliegende Schwerbehinderung informiert werden. Für die Kündigung eines Schwerbehinderten ist die Zustimmung des Integrationsamts erforderlich. Wurde der Mitarbeiter ohne eine solche Zustimmung gekündigt, ist eine Klage vor dem Arbeitsgericht möglich, um die Unwirksamkeit der Kündigung feststellen zu lassen. Lag die Zustimmung des Integrationsamts vor, kann Widerspruch gegen diese Entscheidung eingelegt werden. Auch eine Kündigungsschutzklage ist möglich.

Erwerbsminderungsrente

Sollte es nicht mehr möglich sein zu arbeiten, kann Erwerbsminderungsrente beantragt werden. Unabhängig von diesem Antrag bezahlt die Rentenversicherung eine medizinische Rehabilitation, etwa ein neurokognitives Training, das die oder den Betroffenen länger im Beruf halten soll. Muss dennoch vor dem gesetzlichen Rentenalter die Erwerbstätigkeit beendet werden, wird eine Erwerbsminderungsrente gezahlt. Wie hoch diese ausfällt, hängt von den individuellen Versicherungsjahren in der Rentenversicherung und den gesammelten Entgeltpunkten ab. Sie liegt meist deutlich unter einem Drittel des letzten Bruttogehalts. Ob eine teilweise oder eine volle Erwerbsminderungsrente zuerkannt wird, richtet sich nach dem Gesundheitszustand. Zusammen mit dem behandelnden Arzt sollte überlegt werden, inwieweit es möglich ist, einige Stunden am Tag oder in der Woche weiterzuarbeiten. Erst wenn die Erkrankung so weit vorangeschritten ist, dass es nachweislich überhaupt nicht mehr möglich ist, erwerbstätig zu sein, wird die volle Rente zuerkannt. Ein entsprechender Antrag mit Nachweisen wird bei der Rentenversicherung gestellt.

Gesetzliche Rente für pflegende Angehörige

Damit die Pflege bei pflegenden Angehörigen nicht zulasten der eigenen Alterssicherung geht, wird ehrenamtliche Pflege wie Erwerbsarbeit berücksichtigt: Die gesetzliche oder private Pflegeversicherung des Pflegebedürftigen muss unter bestimmten Umständen Rentenversicherungsbeiträge für die pflegenden Angehörigen zahlen. Voraussetzung dafür ist, dass der Pflegebedürftige in Pflegegrad 2 oder höher eingestuft ist und zehn Stunden wöchentlich an mindestens zwei Tagen zu Hause versorgt wird. Die ehrenamtliche Pflegeperson darf keine Vollrente beziehen, nicht erwerbsmäßig pflegen und nicht mehr als 30 Wochenstunden berufstätig sein.

Wer die Regelaltersgrenze bereits erreicht hat und seine volle Rente bezieht, muss für den Erwerb von Rentenpunkten in die sogenannte Teilrente wechseln. Nach dem Flexirentengesetz ist es möglich, zwischen zehn und 99 Prozent der vollen Rente zu beantragen und gleichzeitig Rentenpunkte zu sammeln. Die Teilrente wird bei der Rentenversicherung beantragt. Ein formloses Schreiben genügt. Darüber hinaus muss die Pflegekasse des Pflegebedürftigen informiert werden, damit sie die Rentenbeiträge einzahlt. Zum 1. Juli des Folgejahres wird dann die erhöhte Rente ausgezahlt.

Auch wer schon länger in Rente ist, kann noch eine Teilrente beantragen und so durch die Pflege sein Rentenkonto aufbessern.

Ob sich die Pflege für das Rentenkonto lohnt, ist von mehreren Faktoren abhängig. Grundsätzlich bemisst sich die Höhe der Rentenansprüche am Pflegegrad und daran, welche Pflegesachleistung beantragt wird.

→ **TIPP**

Weitere Informationen gibt es bei der Deutschen Rentenversicherung (DRV). Hier können Sie sich auch Berechnungen anstellen und die günstigste Konstellation ausrechnen lassen. Sollten für einen Anspruch auf Rente noch wichtige Zeiten fehlen, so kann man diese mithilfe der Flexirente erwerben. So erhalten pflegende Angehörige entscheidende Beitragsjahre, die beispielsweise als Wartezeiten angerechnet werden.
www.deutsche-rentenversicherung.de

Private Berufsunfähigkeitsversicherung

Führt die Demenzerkrankung zu einer Arbeitsunfähigkeit, so haben Sie zunächst einen Anspruch auf Krankengeld von der Krankenversicherung. Dieses wird maximal 78 Wochen lang ausbezahlt und beträgt 70 Prozent des Bruttoeinkommens. Nach einer Reha kann die Krankenkasse zudem verlangen, dass ein Rentenantrag gestellt wird.

Eine private Berufsunfähigkeitsversicherung zahlt in der Regel eine vertraglich festgelegte Rente, wenn die bisherige Tätigkeit nur noch zu weniger als 50 Prozent ausgeübt werden kann. Das bedeutet, dass auch dann der Anspruch auf Leistungen aus der Berufsunfähigkeitsversicherung besteht, wenn Betroffene noch einen anderen Beruf ausüben können.

Durch zahlreiche Unterlagen, wie Arztberichte und Tätigkeitsbeschreibungen, muss die vollständige oder teilweise Berufsunfähigkeit nachgewiesen werden. Die Ursache für die Berufsunfähigkeit spielt hierbei keine Rolle.

→ **TIPP**

Weiterführende Informationen finden Sie im Ratgeber **Berufsunfähigkeit gezielt absichern** der Verbraucherzentralen.
www.ratgeber-verbraucherzentrale.de

Schwerbehindertenrente

Schwerbehinderte Menschen haben nur unter bestimmten Voraussetzungen Anspruch auf eine vorgezogene Altersrente. Zum einen müssen Betroffene bei Rentenbeginn als schwerbehindert anerkannt und zum anderen mindestens seit 35 Jahren versichert sein. Ein abschlagsfreier Anspruch auf die Rente besteht ab den folgenden Altersstufen:

→ Ist der Versicherte 1964 oder später geboren, kann er mit 65 Jahren ohne Abzüge in Rente gehen.

→ Ist er zwischen 1952 und 1963 geboren, erhöht sich die Altersgrenze für eine abschlagsfreie Rente schrittweise von 63 auf 65 Jahre.

Schwerbehinderte, die früher in Rente gehen, müssen Abschläge in Kauf nehmen.

Schwerbehindertenausweis und Behindertenparkausweis

Menschen mit Demenz sind in aller Regel in ihrer Lebensführung eingeschränkt, weshalb auch für sie die Regelungen für Schwerbehinderte gelten. Die amtliche Feststellung einer Schwerbehinderung ermöglicht es, sogenannte Nachteilsausgleiche in Anspruch zu nehmen. Ab einem Behinderungsgrad von 50 gilt eine Person als schwerbehindert. Ein Schwerbehindertenausweis bietet unter anderem steuerliche Vorteile sowie Vergünstigungen bei der Benutzung von öffentlichen Verkehrsmitteln und beim Parken. Außerdem schützt er vor vorzeitiger Kündigung des Arbeitsplatzes. Der Arbeitnehmer erhält bei einer Schwerbehinderung auch zusätzliche Urlaubstage. Der Schwerbehindertenausweis kann beim zuständigen Versorgungsamt beantragt werden.

Der für die Nutzung eines Behindertenparkplatzes unerlässliche Behindertenparkausweis kann beim Landratsamt, der örtlichen Gemeinde- oder Stadtverwaltung beantragt werden.

Fahrtauglichkeit

Für viele Betroffene bedeutet selbstständiges Autofahren Unabhängigkeit und die Chance, an vielerlei Aktivitäten teilhaben zu können. Die Fahreignung ist bei einer beginnenden Demenz oft noch vorhanden, sodass kein generelles Fahrverbot ausgesprochen wird. Allerdings sind die geistigen Ressourcen der Betroffenen sehr unterschiedlich, sodass stets eine individuelle Abklärung notwendig ist. Die Fahrtauglichkeit kann aber auch durch Medikamente, Müdigkeit oder Schwindel vorübergehend beeinträchtigt sein.

Im Verlauf der Erkrankung werden die Fähigkeiten, sich sicher im Straßenverkehr zu bewegen, immer stärker beeinträchtigt. Hiervon kann die Wahrnehmung des Straßenverkehrs, die Orientierung, die Reaktionsfähigkeit oder die Urteilsfähigkeit betroffen sein. Da die Defizite bei jedem an Demenz erkrankten Menschen anders ausgeprägt sind, wird entsprechend unterschiedlich deren Fahrtauglichkeit beeinflusst. Bei einem Betroffenen mit Frontotemporaler Demenz kann in einem Gespräch mit dem behandelnden Arzt geklärt werden, ob schon zu einem frühen Zeitpunkt aufgrund verminderter Impulskontrolle die Fahrtauglichkeit eingeschränkt ist. Denn diese kann zu einem aggressiven und risikofreudigen Fahrstil führen.

Für viele an Demenz erkrankte Menschen ist die Tatsache, nicht mehr fahren zu dürfen, ein schwerer Einschnitt in die Selbstständigkeit, den sie nicht akzeptieren oder möglichst lange hinauszögern wollen. Zeigt die oder der Betroffene keine Einsicht, wenden manche Angehörigen gern kleine Tricks an. Beispielsweise wird das Auto außerhalb der Sichtweite geparkt, sodass, nach dem Motto: „aus den Augen, aus dem Sinn", der Anblick nicht mehr zum Fahren verleitet. Manche verstecken den Schlüssel, und vieles mehr.

Dies ist zwar verständlich, aber die sorgenden Angehörigen bewegen sich in einer rechtlichen Grauzone. Besser wäre es, mit der oder dem Betroffenen gemeinsam eine Lösung zu finden.

Deshalb sollte gemeinsam über Alternativen nachgedacht werden, wie die gewohnten Wege auch ohne Fahrzeug zurückgelegt werden können. Falls die oder der Betroffene vorerst das Fahrzeug nicht in der Garage lassen möchte, sollten zumindest ein Fahr-Fitness-Check und regelmäßige Fahrsicherheitstrainings angeregt werden.

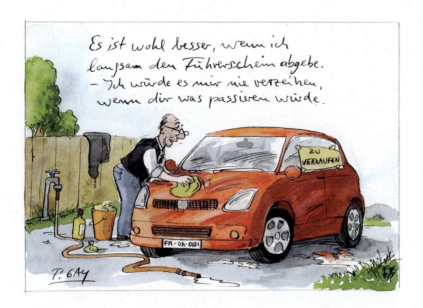

Eine Überprüfung der Fahreignung von Amts wegen kann bei der Führerscheinstelle der Stadt oder Gemeinde veranlasst werden. Die Behörde ist verpflichtet, entsprechenden Hinweisen nachzugehen und eine Begutachtung der Fahreignung vorzunehmen. Dort werden Tests durchgeführt, um die Reaktionssicherheit sowie die Konzentrations- und Wahrnehmungsfähigkeit zu beurteilen.

Wenn der an Demenz erkrankte Mensch fährt, obwohl er fahruntüchtig ist, hat auch ein behandelnder Arzt unter Umständen das Recht, die Fahrerlaubnisbehörde zu informieren. In diesem Fall ist er von der ärztlichen Schweigepflicht entbunden, da die Überprüfung der Fahrtüchtigkeit erfolgt, um Gefahren für andere Verkehrsteilnehmer abzuwenden.

 CHECKLISTE

Warnzeichen einer verminderten Fahrtauglichkeit

- auffällig langsames Fahren
- fehlende Orientierung an Kreuzungen
- unentschlossenes Fahrverhalten
- Verfahren auf bekannten Strecken
- Verkehrsschilder und -regeln werden missachtet

Wer haftet im Schadensfall?

Im Fall einer fortgeschrittenen Demenz ist regelmäßig vom Zustand einer krankhaften Störung der Geistestätigkeit auszugehen, der die freie Willensbestimmung ausschließt. Deshalb haftet die oder der Kranke nicht. Die Haftung einer erwachsenen Person setzt schließlich schuldhaftes, also vorsätzliches oder fahrlässiges, Handeln voraus.

Unter Umständen kann aber eine Person haften, die durch Gesetz oder Vertrag die Aufsichtspflicht über den Menschen mit Demenz hat. In Betracht kommen insbesondere der gesetzlich bestellte Betreuer, wenn ihm vom Gericht die Personensorge übertragen wurde, oder das Heim- oder Pflegepersonal.

GUT ZU WISSEN

Fahr-Fitness-Check

Das Ergebnis des Fahr-Fitness-Checks ist vertraulich. Haben die Sachverständigen Einschränkungen beim Fahren festgestellt, werden klare Auskunft und Empfehlungen zum sicheren Verhalten gegeben. Gab es an der Fahr-Fitness nichts zu beanstanden, wird bescheinigt, dass der Fahrer für die Teilnahme am Verkehr geeignet ist. Das stellt rechtlich auch gegenüber der Haftpflichtversicherung eine Absicherung dar. Der Check sollte daher in regelmäßigen Abständen wiederholt werden.

Privathaftpflichtversicherung

Da sich bei an Demenz erkrankten Menschen die Wahrnehmung verändert und das Urteilsvermögen schwindet, handeln sie häufig anders als erwartet. Damit können sie sich und andere in brenzlige Situationen bringen oder materiellen Schaden verursachen. Eine private Haftpflichtversicherung ist für sie – wie für jeden anderen – unentbehrlich. Diese zahlt gegebenenfalls Schadenersatz, lässt Gutachten erstellen und wehrt unberechtigte Forderungen ab.

Entgegen der verbreiteten Meinung muss eine Demenzerkrankung der Haftpflichtversicherung meist nicht gemeldet werden – weder bei Neuabschluss noch bei einem laufenden Vertrag, weil eine Demenz nicht automatisch ein erhöhtes Schadensrisiko bedeutet. An einem laufenden Vertrag muss sich also nichts ändern. Ausnahmen sind, wenn die Versicherung bei Vertragsabschluss direkt nachfragt oder die Vertragsregelungen eine Meldung explizit vorsehen. Dann müssen korrekte Angaben gemacht werden, weil die Versicherung sonst im Schadensfall die Regulierung verweigern kann.

Dass die Versicherung im Schadensfall oft trotzdem nicht zahlt, hat einen anderen Grund: Eine Demenzerkrankung führt im fortgeschrittenen Stadium dazu, dass der Betroffene nicht mehr imstande ist, die Unrechtmäßigkeit oder die Folgen seines Handelns zu erkennen. In einer solchen Situation ist er „deliktunfähig". Das bedeutet, dass er für die von ihm verursachten Schäden nicht haftbar gemacht werden kann. Eine Haftpflichtversicherung springt jedoch nur ein, wenn der Versicherte auch sonst verpflichtet wäre, Schadenersatz zu leisten. Wurde der Schaden von jemand verursacht, der aufgrund einer schweren Demenzerkrankung nicht mehr deliktfähig ist, besteht jedoch kein Anspruch auf Schadenersatz. Der Geschädigte bleibt auf den Kosten sitzen.

> **GUT ZU WISSEN**
>
> **Deliktunfähigkeitsklausel**
>
> Die Alzheimer Gesellschaft empfiehlt, die Haftpflichtversicherung über die Erkrankung zu informieren und den Vertrag zu überprüfen, ob er eine Deliktunfähigkeitsklausel enthält. Diese Sonderregel besagt, dass die Versicherung auch dann zahlt, wenn der Versicherte nicht deliktfähig ist. Sie gilt für Kinder unter sieben Jahren (beziehungsweise im Straßenverkehr unter zehn Jahren) wie auch für an Demenz Erkrankte und geistig Behinderte. Die Klausel kann bei den meisten Versicherungsunternehmen ergänzt werden, ohne dass ein erhöhter Beitrag fällig wird. Einige Versicherer haben diesen Versicherungsschutz bereits in ihren Bedingungen verankert.

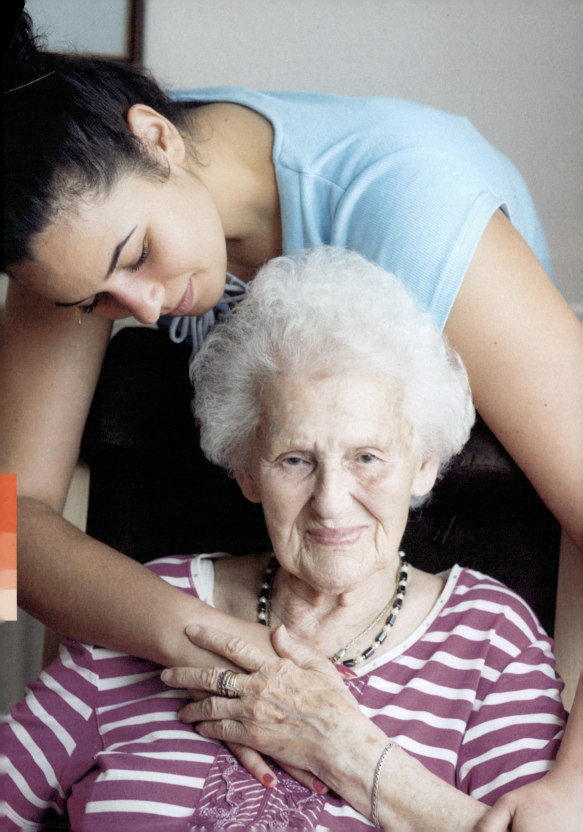

Gesetzliche Leistungen

Anspruch auf finanzielle Leistungen von Kranken- oder Pflegekasse hat jeder Mensch mit Demenz. Je nach Pflegegrad gibt es Zuschüsse zu Hilfsmitteln und zur Pflege. Günstig ist es oft, die verschiedenen Leistungen zu kombinieren.

Kostenübernahme der Krankenversicherung

Die gesetzlichen Krankenkassen übernehmen die Kosten für alle Maßnahmen, die der Behandlung von Krankheiten dienen und in ihrem Leistungskatalog stehen. Das gilt unter anderem für Arztbesuche, psychotherapeutische Behandlungen, verschreibungspflichtige Medikamente sowie die Versorgung mit Heil- und Hilfsmitteln, die im Zuge einer Demenz nötig werden.

Die Kosten für die häusliche Krankenpflege werden ebenfalls abgedeckt – sofern sie vom Arzt verordnet wurde. Aber auch Leistungen der Behandlungspflege, wozu zum Beispiel das An- und Ausziehen von Kompressionsstrümpfen, die Medikamentengabe, das Verabreichen von Injektionen, die Versorgung von (chronischen) Wunden und vieles mehr zählt, übernimmt die Krankenkasse.

Leistungen der Pflegeversicherung

Ist Ihr demenzkranker Angehöriger regelmäßig und dauerhaft auf Pflege und Betreuung angewiesen, hat er Anspruch auf Leistungen der Pflegeversicherung. Dazu muss er zunächst einen Antrag auf Pflegeleistungen bei der Pflegekasse stellen. Dieser kann formlos per Telefon, E-Mail, Fax oder Brief gestellt werden. Zunächst würde hier sogar der einfache Satz „Hiermit stelle ich einen Antrag auf Leistungen der Pflegekasse" ausreichen. Die zuständige Pflegekasse ist bei der Krankenkasse angesiedelt, bei der Ihr Angehöriger versichert ist. Es reicht aus, den Antrag an die betreffende Krankenkasse zu senden und darauf hinzuweisen, dass dieser an die Pflegekasse weitergereicht werden soll. Privatversicherte müssen sich an die entsprechende private Pflegeversicherung wenden.

Die Pflegekasse sendet dann ein Formular zu, in dem anzugeben ist, welche Leistungen beantragt werden. Ist das Antragsformular ausgefüllt bei der Pflegekasse eingegangen, wird diese sich mit Ihrem Angehörigen oder Ihnen als Vorsorgebevollmächtigten in Verbindung setzen. Im nächsten Schritt wird ein Mitarbeiter des Medizinischen Dienstes (MD) vorbeikommen, um zu begutachten, wie selbstständig die oder der demenzkranke Angehörige ist und vorhandene Fähigkeiten einzuschätzen, um so den Pflegegrad zu ermit-

 GUT ZU WISSEN

Bei der Begutachtung werden folgende Lebensbereiche betrachtet:

1. **Mobilität:** Der Gutachter schaut sich die körperliche Beweglichkeit an. Kann der Betroffene allein aufstehen und vom Bett ins Badezimmer gehen? Kann er sich selbstständig in den eigenen vier Wänden bewegen? Ist Treppensteigen möglich?
2. **Geistige und kommunikative Fähigkeiten:** Dieser Bereich umfasst das Verstehen und Reden. Kann sich der Betroffene zeitlich und räumlich orientieren? Versteht er Sachverhalte und erkennt er Risiken? Kann er Gespräche mit anderen Personen führen?
3. **Verhaltensweisen und psychische Problemlagen:** Hierunter fallen unter anderem Unruhe in der Nacht oder Aggressionen, die für die pflegebedürftige Person, aber auch für ihre Angehörigen, belastend sind. Dazu zählen auch Ängste, die immer wieder auftreten (etwa die Angst vor dem Sterben oder vor dem Verlauf der Krankheit). Auch wird berücksichtigt, ob Abwehrreaktionen bei pflegerischen Maßnahmen auftreten.
4. **Selbstversorgung:** Kann sich der Antragsteller selbstständig waschen, anziehen, essen, trinken und selbstständig zur Toilette gehen?
5. **Selbstständiger Umgang mit krankheits- oder therapiebedingten Anforderungen:** Der Gutachter klärt, ob der Betroffene zum Beispiel Medikamente selbst einnehmen, den Blutzucker selbst messen kann, ob er mit Hilfsmitteln wie Prothesen oder einem Rollator zurechtkommt und einen Arzt aufsuchen kann.
6. **Gestaltung des Alltagslebens und sozialer Kontakte:** Kann der Betroffene seinen Tagesablauf selbstständig gestalten? Kann er mit anderen Menschen in direkten Kontakt treten oder allein einkaufen gehen?

teln. Letztlich trifft die Pflegekasse die Entscheidung über den Pflegegrad und sendet dann den Bescheid zu. Lehnt die Pflegekasse den Antrag ab, können Sie Widerspruch gegen den Bescheid einlegen.

Bei der Begutachtung steht der einzelne Mensch im Mittelpunkt mit seinen Fähigkeiten und Hilfebedarfen. Der MD prüft anhand fester Kriterien (Kasten → **Seite 172**), in welchen Lebensbereichen die pflegebedürftige Person noch selbstständig handeln kann und wo sie Hilfe von anderen Personen benötigt. Je nach dem Grad der Selbstständigkeit werden Punkte vergeben. Die Gesamtzahl der Punkte ergibt den Grad der Pflegebedürftigkeit, der in fünf Stufen (Pflegegrad 1 bis 5) unterschieden wird. Der Gutachter schätzt nicht nur den Pflegegrad ein, sondern überprüft auch, ob eine Rehabilitation oder Hilfsmittel notwendig sind. Er gibt Rat, mit welchen Maßnahmen das Wohnumfeld verbessert werden kann.

Personen mit geringen Einschränkungen erhalten den Pflegegrad 1. Bei schwersten Beeinträchtigungen, die mit besonderen Anforderungen an die pflegerische Versorgung einhergehen, wird Pflegegrad 5 erreicht.

Den Pflegebedürftigen mit Pflegegrad 1 werden vor allem Leistungen gewährt, die den Verbleib in der häuslichen Umgebung sicherstellen (siehe Kasten Pflegegrad 1 → **Seite 174**). Regelmäßige finanzielle Leistungen aus der Pflegeversicherung werden hin-

Wir haben damals dann eine Pflegestufe beantragt, aber der Sozialdienst hat das abgelehnt, weil meine Mutter bei deren Besuch „das perfekte Schauspiel" gegeben hat – „Ich kann alles allein, ich bin fit, koche noch usw." Daraufhin habe ich Widerspruch eingelegt, aber der Sozialdienst wollte nicht entscheiden, weil meine Mutter sich ja „sich selbst kämmen und waschen könne". Nachdem sie nach einem Sturz im Krankenhaus behandelt werden musste, meinten die Ärzte, „sie kann nicht mehr allein nach Hause". Im Krankenhaus hat dann der Sozialdienst ein Pflegetagebuch geführt, und sie bekam sofort Pflegestufe 2 zugesprochen.
Johann G.

gegen erst für die Pflegegrade 2 bis 5 gewährt.

Pflegebedürftige haben einen Anspruch auf monatliche Leistungen (siehe Tabelle → **Seite 175**), abhängig vom Pflegegrad und davon, ob sie zu Hause (ambulant) oder in einem Heim (vollstationär) gepflegt werden.

Pflegegeld erhalten Pflegebedürftige, wenn ihre Pflege zum Beispiel durch Angehörige, Freunde oder Nachbarn in ihrem Haushalt übernommen wird.

Wenn allerdings Pflegebedürftige zu Hause durch einen ambulanten Pflegedienst betreut werden, besteht konkurrierend zum Pflegegeld ein Anspruch auf Pflegesachleistungen, die der Pflegedienst direkt mit der

> **GUT ZU WISSEN**
>
> **Leistungen bei Pflegegrad 1**
>
> Ein Entlastungsbetrag von 125 Euro monatlich wird erstattet, wenn Sie Kosten geltend machen und die Belege einreichen. Außerdem haben Sie Anspruch auf die Versorgung mit Pflegehilfsmitteln und bei Bedarf auf Zuschüsse in Höhe von 4.000 Euro für Wohnungsumbauten, die erforderlich sind, um die Pflege zu Hause zu ermöglichen, den Wohngruppenzuschlag sowie die Anschubfinanzierung zur Gründung von ambulant betreuten Wohngruppen. Ebenso stehen Ihnen zum Verbrauch bestimmte Pflegehilfsmittel in Höhe von 40 Euro monatlich zu. Darüber hinaus erhalten Sie die Leistungen bei Pflegezeit und Familienpflegezeit sowie kurzzeitiger Arbeitsverhinderung. Selbstverständlich haben Sie wie alle Pflegebedürftigen ein Recht auf Pflegeberatung, Beratung in der eigenen Häuslichkeit und Pflegekurse für Ihre Angehörigen.

Pflegekasse abrechnet. Pflegegeld und **Pflegesachleistungen** können auch miteinander kombiniert werden. Diese sogenannte **Kombinationsleistung** bedeutet, dass die Pflege zum Teil von einer nicht professionellen Pflegeperson (zum Beispiel durch Angehörige) und zum Teil von einer Pflegefachkraft (durch den ambulanten Pflegedienst) erbracht wird, was dann bei der Pflegekasse auch so beantragt werden muss. Wenn beispielsweise 75 Prozent der Pflegesachleistungen durch einen ambulanten Pflegedienst in Anspruch genommen werden, werden nur noch 25 Prozent des Pflegegeldes für Angehörige ausgezahlt. Der **Entlastungsbetrag** kann zweckgebunden für anerkannte Hilfsdienste eingesetzt werden, die zur Verbesserung der häuslichen Pflegesituation beitragen, zum Beispiel für eine Haushaltshilfe oder einen Alltagsbegleiter.

→ **TIPP**

Im **Handbuch Pflege** der Verbraucherzentralen finden Sie Entscheidungshilfen und rechtssichere Informationen für die Organisation der Pflege mit vielen Mustern für Anträge und Anschreiben.
www.ratgeber-verbraucherzentrale.de

Sollte die pflegende Person einmal an der Pflege gehindert sein, werden durch die Pflegekassen **ergänzende Leistungen** zusätzlich gewährt. Dies kann zum Beispiel der Fall sein, wenn die Pflegeperson in Urlaub fährt oder selbst einmal ins Krankenhaus muss. In einem solchen Fall können Pflegebedürftige zu Hause von einer anderen Person gepflegt werden oder vorübergehend eine stationäre Einrichtung aufsuchen. Möglich sind

Monatliche Leistungen der Pflegeversicherung (in Euro)

MONATLICHE LEISTUNGEN	PFLEGEGRAD				
	1	2	3	4	5
Pflegegeld (ambulant)	–	316	545	728	901
Pflegesachleistungen (ambulant)*	–	724	1.363	1.693	2.095
Entlastungsbetrag (ambulant)	125	125	125	125	125
Leistungsbetrag (vollstationär)	125	770	1.262	1.775	2.005
Tages- oder Nachtpflege (teilstationär)	–	689	1.298	1.612	1.995

* ab 1. Januar 2022

Leistungen auch bei stundenweiser Verhinderung, wenn sich pflegende Angehörige bei einem Abendessen mit Freunden oder einem Kinobesuch erholen. Leistungen können auch beantragt werden, wenn die pflegenden Angehörigen selber arbeiten oder aus anderen Gründen tagsüber eine Pflegeunterstützung benötigen und daher die Pflegebedürftigen eine Tagespflege besuchen.

Für die **Kurzzeitpflege** kann ab Pflegegrad 2 1.774 Euro abgerechnet werden, für die Verhinderungspflege stehen 1.612 Euro im Jahr zur Verfügung. (Stand: 1. Januar 2022) Sie sind auch miteinander kombinierbar (siehe dazu Entlastungsangebote → **Seite 137**).

Neben diesen Leistungen haben bei akut auftretender Pflegebedürftigkeit nahestehende Angehörige das Recht, eine zehntägige berufliche Auszeit zu nehmen, um die Organisation der Pflege in die Wege zu leiten. Der Verdienstausfall in Höhe von 90 Prozent des Nettolohns wird unter der Bezeichnung „Pflegeunterstützungsgeld" von der Pflegekasse getragen.

Es gibt ab Januar 2022 ebenfalls einen Zuschuss auf den einrichtungseinheitlichen Eigenanteil an den Pflegekosten. Bezuschusst werden nur die pflegebedingten Aufwendungen. Bewohner mit Pflegegrad 2 bis 5 erhalten

→ 5 Prozent des Eigenanteils an den Pflegekosten innerhalb des ersten Jahres,
→ 25 Prozent des Eigenanteils an den Pflegekosten, wenn sie mehr als 12 Monate,
→ 45 Prozent des Eigenanteils an den Pflegekosten, wenn sie mehr als 24 Monate und
→ 70 Prozent des Eigenanteils an den Pflegekosten, wenn sie mehr als 36 Monate im Heim leben.

Ein **WG-Zuschlag** von monatlich 214 Euro wird für eine gemeinschaftlich beauftragte Person gewährt, die organisatorische, verwaltende, betreuende oder das Gemeinschaftsleben fördernde Tätigkeiten erledigt oder auch hauswirtschaftliche Unterstützung leistet.

Wenn die Leistungen der Pflegeversicherung und die eigenen finanziellen Möglichkeiten nicht ausreichen, um den Pflegebedarf zu decken, kann beim Sozialamt „Hilfe zur Pflege" beantragt werden.

→ **TIPP**
Lassen Sie sich persönlich durch Mitarbeiter einer Pflegeberatungsstelle beraten, um die umfangreichen Leistungen optimal kombinieren und nutzen zu können (Wichtige Adressen → **Seite 186**).

Hilfsmittel und Pflegehilfsmittel

Hilfsmittel sind per Definition „bewegliche Gegenstände für therapeutische oder medizinische Zwecke und gleichen körperliche oder geistige Funktionseinschränkungen aus". Sie müssen durch den Arzt verordnet werden. Zukünftig sollen auch Pflegefachkräfte mehr Verantwortung bekommen. Sie sollen Hilfsmittel verordnen und eigenständige Entscheidungen in der häuslichen Pflege treffen können. Die Krankenkassen können dann auf Antrag die Kosten übernehmen. Ein Verzeichnis der Hilfsmittel ist auf der Webseite des Spitzenverbandes Bund der Krankenkassen (GKV-Spitzenverband) abzurufen: **https://hilfsmittel.gkv-spitzenverband.de**

Hilfsmittel sind unter anderem:
→ Seh- und Hörhilfen
→ Kommunikationshilfen
→ Gehhilfen, Rollatoren, Rollstühle
→ Elektromobile
→ Kompressionsstrümpfe
→ Inkontinenzhilfen

→ **TIPP**
Bereits bei der Begutachtung des Pflegebedarfs durch den Medizinischen Dienst kann festgestellt werden, ob ein Hilfsmittel benötigt wird und dies direkt im Gutachten vermerkt werden. Dies gilt bereits als Antrag!

Um Pflegehilfsmittel zu erhalten, nimmt die oder der Pflegebedürftige oder ein bevollmächtigter Angehöriger Kontakt zur Pflegekasse auf und teilt mit der beigefügten Verordnung des Arztes den Bedarf mit. Pflegehilfsmittel sind in den Produktgruppen 50 bis 54 auf der gleichen Webseite wie das Verzeichnis für Hilfsmittel (der Krankenkassen) zu finden.

Pflegehilfsmittel sind unter anderem:
→ Badewannenlift
→ Rollator
→ Krankenbetten, Pflegebetten
→ Bettschutzeinlagen

Bei technischen Produkten wie einem Pflegebett oder einem Badewannenlift müssen Versicherte einen Eigenanteil von zehn Prozent tragen, maximal jedoch 25 Euro je Hilfsmittel, wenn sie nicht von der Zuzahlung befreit sind.

Hingegen müssen Bettschutzeinlagen, Einmalhandschuhe, Desinfektionsmittel, also Pflegehilfsmittel zum Verbrauch, nicht jedes Mal neu beantragt werden. Jedem Pflegebedürftigen (ab Pflegegrad 1), der zu Hause lebt, stehen monatlich 40 Euro für Pflegehilfsmittel zum Verbrauch zur Verfügung. Entweder werden im Rahmen der Kostenerstattung von Ihnen Quittungen eingereicht oder die Apotheken oder Sanitätshäuser rechnen direkt mit der Pflegekasse ab. Für pflegebedürftige Heimbewohner können von den pflegenden Angehörigen keine Kosten für Pflege-Verbrauchsmittel geltend gemacht werden. Hier ist das Pflegeheim für die Beschaffung der notwendigen Pflegehilfsmittel zuständig.

→ **TIPP**
Ein Treppenlift wird nicht als Hilfsmittel betrachtet, der Einbau gilt als wohnumfeldverbessernde Maßnahme. Wurde dies von der Pflegekasse genehmigt, können Sie einen Zuschuss von bis zu 4.000 Euro erhalten (siehe auch Wohnumgebung anpassen → **Seite 75**).

Für Pflegebedürftige bedeutet es keinen Nachteil, ob letztendlich die Krankenkasse oder die Pflegekasse Kostenträger für Hilfsmittel ist.

Hausnotrufsysteme

Insbesondere Menschen mit Demenz sind infolge ihres nachlassenden Gedächtnisses ständig der Gefahr ausgesetzt, den Schlüssel in der Wohnung zu vergessen oder außer Haus zu verlieren. In solchen Situationen können die für Senioren angebotenen Hausnotrufsysteme nützlich sein.

Prinzipiell sind die nachfolgend beschriebenen Optionen durch die Pflegekassen oder Kredite der Kreditanstalt für Wiederaufbau (KfW-Bank) zumindest teilfinanzierbar, wenn dadurch die selbstständige Lebensführung Ihres demenzkranken Angehörigen länger aufrechterhalten werden kann (siehe Wohnumgebung anpassen → **Seite 75**).

Ein Hausnotrufsystem, das an eine Zentrale angeschlossen ist, zählt zu den Pflegehilfsmitteln. Die Kosten werden ganz oder teilweise durch die Pflegekasse übernommen, wenn
→ der demenzkranke Angehörige allein zu Hause lebt oder zumindest über weite Teile des Tages ohne Betreuung ist
→ jederzeit aufgrund des Krankheits- beziehungsweise Pflegezustands mit einer Notsituation zu rechnen ist (zum Beispiel bei Gleichgewichts- oder Bewusstseinsstörungen, Herzanfällen, Fallneigung)
→ es dem demenzkranken Angehörigen nur mithilfe eines Hausnotrufsystems möglich ist, einen Notruf zu senden. Dies ist dann der Fall, wenn er mit einem Telefon oder Mobiltelefon nicht mehr umgehen kann
→ das Gerät in der (mehrseitigen) Liste der durch den GKV-Spitzenverband zugelassenen Geräte enthalten ist: **https://hilfsmittel.gkv-spitzenverband.de**

Außerdem gewährt die Pflegekasse im Rahmen der Förderung von wohnumfeldverbessernden Maßnahmen einen Zuschuss von bis zu 4.000 Euro für weitere Maßnahmen (Wohnumgebung anpassen → **Seite 75**). Förderfähig sind unter anderem der Einbau einer Gegensprechanlage oder die Installation von Bewegungsmeldern. Wie bei den Pflegehilfsmitteln müssen Sie auch hier einen Antrag bei der Pflegekasse stellen. Dieser muss der Pflegekasse vorliegen, bevor mit der Umsetzung des baulichen Vorhabens begonnen wird. Auch soll er alle absehbar erforderlichen Maßnahmen beinhalten. Bei einer danach eintretenden, weiteren Verschlechterung des Gesundheitszustands kann erneut ein Zuschuss beantragt werden.

Die KfW-Bank fördert einen barrierefreien und altersgerechten Umbau von Wohnungen und Häusern mit Zuschüssen und Krediten **www.pflege.de/barrierefreies-wohnen/kfw-zuschuss/**. Dabei spielt es keine Rolle, ob es sich um Wohneigentum oder um angemietete Wohnräume handelt. Mietern wird allerdings geraten, das Vorhaben zuvor mit dem Vermieter zu besprechen und gegebenenfalls eine Modernisierungsvereinbarung zu schließen.

Zu den förderfähigen Umbaumaßnahmen gehört auch der Einbau von Notruf-, Anruf- oder Sicherheitssystemen. Sinnvoll für Menschen mit Demenz wären beispielsweise:
→ Panikschalter
→ Geräteüberwachung und Gefahrenabschaltung
→ Sturz- und Bewegungsmelder
→ Präsenzabhängige Zentralschaltung von Geräten und Steckdosen
→ Ambient-Assisted-Living (AAL) oder „Smart-Home"-Systeme

Lösungsansätze für Menschen mit Demenz
Inwieweit diese Systeme im Einzelfall jedoch wirklich sinnvoll sein können, steht gerade für Menschen mit Demenz auf einem anderen Blatt. Auch gut durchdachte Lösungsansätze können daran scheitern, dass sie in ihrer Gesamtheit zu komplex sind, um verstanden oder akzeptiert zu werden. Bisweilen sind sie aber auch ungeeignet, weil sie untereinander wenig kompatibel oder mangels Standardlösungen einfach teuer sind.

Eine integrierte Standardlösung für die typischen Anwendungsfälle Schlüsselverlust, Fernöffnung, Sensoranbindung und Notruf, die bestehende Hausinstallationen wie Türsprechanlagen einbezieht, wäre wünschenswert. „Smart-Home"-Systeme mit einem programmierbaren Controller auf der Hutschiene des Sicherungskastens könnten diese Lücke füllen. Diese müssen jeweils individuell auf örtlich unterschiedliche Rahmenbedingungen angepasst werden. Im Regelfall ist es erforderlich, einen Fachbetrieb für Gebäudeautomation mit einzubeziehen.

→ **TIPP**

Kompakte Informationen zur technischen Unterstützung für die Pflege von Menschen mit Demenz unter:
www.verbraucherzentrale.de/node/63618
www.verbraucherzentrale.de/node/55315

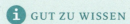 GUT ZU WISSEN

Problem: Reichweite
Problematisch für den Einsatz für einen an Demenz erkrankten Menschen ist, dass die derzeit am Markt angebotenen Notrufsysteme so konstruiert sind, dass sie nur innerhalb der Wohnung gut funktionieren. Dies liegt zum einen an ihrer geringen Reichweite. Zum anderen daran, dass die üblichen „Funkfinger" oder Notruftaster am Arm- oder Halsband eine Sprechverbindung zu einem Angehörigen oder einer Notrufzentrale nur über eine aus der Ferne aktivierbare Freisprecheinrichtung innerhalb der Wohnung zustande bringen. Würde der Knopf am Armband also vor der Haustür gedrückt und löst das Wählgerät in der Wohnung trotz der Entfernung tatsächlich einen Notruf aus, so hört die Leitstelle auf Nachfrage nur Stille und muss daher vom Schlimmsten ausgehen. Alternativen sind Mobiltelefone oder die Smart-Uhren („Smart-Watch") mit eingebautem Mobiltelefonteil. Weil der GKV-Spitzenverband unter anderem vorschreibt, dass ein Notruftaster wenigstens eine Fläche von 1 mal 1 Zentimeter haben muss, sind derartige Uhren mit Knöpfen von 4 Millimeter Durchmesser nicht als Hausnotrufgeräte förderfähig.

HINTERGRUND

Forschungen zur automatisierten Pflege

Integrierte Standardlösungen, welche die Anwendungsfälle Notruf, Notfall oder allgemein die Erkennung von Umweltgefahren (vergessener Herd, brennender Papierkorb, übergelaufenes Spülbecken, ungebetener Besuch) und den besonders bei Menschen mit Demenz problematisch häufigen Schlüsselverlust gemeinsam abdecken, sind am Markt derzeit nicht zu finden. An dieser Thematik wird jedoch unter dem Schlagwort „Ambient Assisted Living" (AAL) mit Fördermitteln der Länder als auch der Europäischen Union seit vielen Jahren geforscht und in Modellprojekten mit Senioren praktisch erprobt.

Vor dem Hintergrund eines absehbar steilen Anstiegs des Anteils an pflegebedürftigen Personen zielen solche Forschungs- und Entwicklungsarbeiten vor allem darauf ab, durch ein massiv auf Sensorik, maschinelles Lernen und Robotik gestütztes Gesamtsystem Notfälle früh und zuverlässig zu erkennen und durch die Integration von Videotelefonie und Telemedizin auch eine Art barrierefreie Fernbetreuung durch Ärzte, Pflegedienste und Angehörige zu ermöglichen.

Zumindest als Fernziel sollen solche Systeme einem allzeit anwesenden, jedoch unsichtbaren Mitbewohner letztlich gleichwertig oder sogar überlegen sein. Neben akut lebensbedrohlichen Situationen und ungewöhnlichem Verhalten der Pflegeperson könnte das System zum Beispiel auch erkennen, ob Medikamente regelmäßig eingenommen werden oder ausreichend gegessen und getrunken wird und ihren Schützling gegebenenfalls mit sanfter Stimme daran erinnern. Ein großer Teil des pflegerischen Aufwands würde damit automatisiert und der Rest weitgehend durch Telemedizin und eine Art Telepflege ersetzt: primär um die ansonsten als untragbar angesehenen Kosten zu senken, aber letztlich auch mit dem Ziel, einer wachsenden Zahl älterer Menschen weiterhin eine selbstständige Lebensführung in den eigenen vier Wänden zu ermöglichen.

> **RECHT**
>
> Bei einem GPS-Ortungsgerät handelt es sich in bestimmten Fällen um ein Hilfsmittel zum Ausgleich einer Behinderung nach § 33 Abs. 1 Satz 1 SGB V. Die Kosten dafür müssen daher von der Krankenkasse übernommen werden. Dies besagt ein Urteil des Bundessozialgerichts vom 10.9.2020, Az.: B3 KR 15/19 R.

Hausnotruf

Wer über Hausnotrufsysteme recherchiert, dem fällt schnell auf, dass es schwierig ist, einen Überblick zu gewinnen. Fast jeder Rettungsdienst bietet eine Art von Abonnement für ein eigenes System mit leicht unterschiedlichen technischen Merkmalen und verbindet dies mit jeweils individuellen Serviceleistungen. Außerdem bieten Sozialträger, Energieversorger, Sicherheitsdienstleister sowie Unternehmen, die selbst eine Notrufzentrale unterhalten müssen, Geräte und Dienstleistungen an.

Allen gemeinsam ist eine Reichweite von circa 30 Metern für die Funkstrecke des Notrufknopfs zur in der Wohnung installierten Basisstation. Alternativen sind Seniorentelefone, die zusammen mit einem passenden „Funkfinger" oder Armband angeboten werden und schon die Basisstation enthalten, jedoch keinen Abonnement-Vertrag.

Der Spitzenverband Bund der Pflegekassen schließt mit den Anbietern von Hausnotrufsystemen oder deren Verbänden Verträge über die Versorgung der Versicherten. Dort war bislang eine Zuzahlung der Pflegekasse in Höhe von 23 Euro pro Monat für den Hausnotruf vereinbart. Seit Juli 2021 wurde nun mit einem Leistungserbringer erstmals ein finanzieller Zuschuss von 25,50 Euro vertraglich festgehalten. Sofern der Hausnotruf-Anbieter einen neueren Vertrag mit dem GKV-Spitzenverband geschlossen hat, ist also auch eine Zuzahlung in dieser Höhe möglich.

Ratsam ist es daher, sich bei der zuständigen Pflegekasse zu informieren, welche Höhe der finanziellen Unterstützung im Vertrag mit dem Anbieter des Hausnotrufsystems vereinbart ist. Damit ist aber fast immer nur die **Standardfunktionalität** abgedeckt. Diese besteht darin, dass der Nutzer den Notrufknopf drückt, die Basisstation daraufhin die eingespeicherte Telefonnummer der jeweiligen Servicezentrale anwählt und der dortige Mitarbeiter dann nach dem Grund des Notrufs fragt. Kommuniziert wird über die in der Wohnung installierte Freisprecheinrichtung.

Wenn keine Reaktion erfolgt, weil Ihr Angehöriger nicht sprechen kann oder versteht, dass er antworten soll, wird ein Rettungswagen losgeschickt. Gegebenenfalls wird zwecks Öffnung der Haus- und Wohnungstür auch die Feuerwehr alarmiert. Daraus entstehende Reparaturkosten gehen zu Lasten des Nutzers.

Schon aus diesem Grund kann es günstig sein, pro Monat 20 bis 30 Euro mehr für die **Luxusvarianten** auszugeben. Sie enthalten neben einem Kurierdienst für einen Ersatzschlüssel auch Basisstationen, die über Meldeeingänge verfügen, an die Rauchmelder, Bewegungsmelder oder Sturzsensoren angeschlossen werden können.

Technisch gesehen ist die Anwahl der jeweiligen Notrufzentrale durch die Basisstation nicht zwingend an erster Stelle erforderlich. Alle Geräte können einen **Kettenruf** durchführen, bei dem im Notfall eine Liste von Telefonnummern solange abgearbeitet wird, bis sich ein Angehöriger, ein Pflegedienst oder am Ende der Kette ein Rettungs- oder Sicherheitsdienst meldet.

Prüfen Sie in jedem Fall, ob das Signal des Funkfingers im Bereich des Hauseingangs oder im Keller zur Basisstation in der Wohnung reicht. Praktisch alle Serviceanbieter ermöglichen das Testen ihrer Geräte im Wohnumfeld. Dabei wird auch überprüft, ob der neue Nutzer mit dem System gut zurechtkommt.

Mobilnotruf

Auf GPS und Mobilfunk basieren die etwa handtellergroßen Anhänger, die zum Beispiel an einem Band um den Hals oder mit einem Clip am Gürtel getragen werden können. Bei Betätigung des eingebauten Notruftasters wird versucht, eine Sprechverbindung mit einem der zuvor eingespeicherten Telefonanschlüsse aufzubauen. Parallel dazu wird über das Internet der Standort an eine Notrufzentrale oder das Mobiltelefon eines Angehörigen übermittelt.

Ähnlich Mobiltelefonen und Navigationsgeräten funktionieren diese Geräte natürlich auch nicht überall, haben eine eher kurze Akkulaufzeit (zwei bis drei Tage) und können ebenso wie ein Schlüsselbund irgendwo vergessen oder verloren werden. Sie sind aber genau wie GPS-Tracker über ihre Standortmeldung wieder auffindbar, sofern diese Funktion zuvor aktiviert wurde.

Bezüglich der Akkulaufzeit ähnlich kritisch sind spezielle Uhren für Senioren, die den althergebrachten analogen Armbanduhren wenigstens im Vorbeigehen zum Verwechseln ähnlich sehen können. Trotz ihrer vergleichsweise winzigen Bauweise beinhalten sie sowohl eine GPS- als auch eine Mobilfunkschnittstelle nebst Mikrofon und Lautsprecher, über die auf Knopfdruck eine Sprechverbindung mit einem Angehörigen oder einer Notrufzentrale aufgebaut wird.

Schlüsselfinder

Verschiedene Unternehmen bieten mit der Firmenadresse versehene, nummerierte Schlüsselanhänger aus Metall oder Kunststoff an, auf denen ein eingeprägter Text den

Finder bittet, den Schlüsselbund samt Anhänger unverpackt in den nächsten Briefkasten zu werfen.

Modernere Ausführungen werden derzeit durch GPS-Tracker realisiert, die ebenfalls fest mit dem Schlüsselbund verbunden sind. Über Mobilfunk wird der aus den Satellitensignalen errechnete Standort über SMS, E-Mail oder ein Internetportal verfügbar gemacht, wo nach Eingabe der geheimzuhaltenden Login-Daten der Standort des GPS-Trackers auf einer Karte dargestellt werden kann. Bei unbehinderter Sicht zu wenigstens drei bis vier Satelliten sind der Tracker und der Schlüssel im Umkreis von vier bis zehn Metern zu finden. Im regennassen Wald kann man Glück haben, aber beim Verlust innerhalb von Gebäuden kann allenfalls das Gebäude auffindbar sein.

Inzwischen nur noch selten werden Schlüsselanhänger angeboten, welche auf Händeklatschen oder den Ton einer beigefügten Pfeife reagieren und die lange Zeit auch als Werbegeschenke verteilt wurden. Obwohl sie intuitiv und unkompliziert verwendbar sind, ist sowohl die Reichweite als auch die Batterielebensdauer im Vergleich zu den oben beschriebenen Funklösungen gering.

Elektronische Schließanlage

Wird ein elektronisches Schließsystem alternativ oder zusätzlich zu mechanischen Schlüsseln eingesetzt, können Angehörige oder Vertrauenspersonen die meist auf dem Funkweg vernetzten Schlösser oder Schließzylinder über eine abgesicherte Internetverbindung bequem vom Smartphone aus verwalten. Damit ist es ihnen möglich, die verloren gegangenen Schließmedien zeitnah zu sperren oder durch ein anderes zu ersetzen. Auf dem gleichen Weg können sie eine Fernöffnung vornehmen.

Elektronische Schließsysteme sind insofern vorteilhaft, als dass das Schließmedium als Anhänger oder Armband getragen werden kann. Über eine Bluetooth-Funkschnittstelle lassen sich zusätzliche Geräte wie etwa das Mobiltelefon eines Angehörigen oder eine „Smart-Watch" einbinden. Weil Schließmedien nicht besonders teuer sind (RFID-Anhänger kosten zwischen fünf und 15 Euro), können auch mehrere davon in einen Ärmel jeweils unterschiedlicher Kleidungsstücke eingenäht werden. Bei Systemen mit teuren Schließmedien (30 bis 50 Euro) genügt bei Annäherung im Meterbereich ein Knopfdruck. RFID-Medien hingegen erfordern die Annäherung an einen Wandleser oder einen elektronischen Schließzylinder im Millimeterbereich. Lassen Sie sich hinsichtlich der im Detail immer leicht unterschiedlich eingeschränkten Angebote bei verschiedenen Herstellern beraten.

Anhang
Wichtige Adressen
→

VERBRAUCHERZENTRALEN

Verbraucherzentrale Baden-Württemberg e. V.
Paulinenstraße 47
70178 Stuttgart
Telefon: 07 11/66 91-10
Fax: 07 11/66 91-50
www.vz-bawue.de

Verbraucherzentrale Bayern e. V.
Mozartstraße 9
80336 München
Telefon: 0 89/5 52 79 4-0
Fax: 0 89/53 75 53
www.vz-bayern.de

Verbraucherzentrale Berlin e. V.
Ordensmeisterstraße 15-16
12099 Berlin
Telefon: 0 30/2 14 85-0
Fax: 0 30/2 11 72 01
www.verbraucherzentrale-berlin.de

Verbraucherzentrale Brandenburg e. V.
Babelsberger Straße 12
14473 Potsdam
Telefon: 03 31/2 98 71-0
Fax: 03 31/2 98 71-77
www.vzb.de

Verbraucherzentrale Bremen e. V.
Altenweg 4
28195 Bremen
Telefon: 04 21/1 60 77-7
Fax: 04 21/1 60 77 80
www.verbraucherzentrale-bremen.de

Verbraucherzentrale Hamburg e. V.
Kirchenallee 22
20099 Hamburg
Telefon: 0 40/2 48 32-0
Fax: 0 40/2 48 32-290
www.vzhh.de

Verbraucherzentrale Hessen e. V.
Große Friedberger Straße 13–17
60313 Frankfurt/Main
Telefon: 0 69/97 20 10-900
Fax: 0 69/97 20 10-40
www.verbraucherzentrale-hessen.de

Verbraucherzentrale Mecklenburg-Vorpommern e. V.
Strandstraße 98
18055 Rostock
Telefon: 03 81/2 08 70-50
Fax: 03 81/2 08 70-30
www.verbraucherzentrale-mv.eu

Verbraucherzentrale Niedersachsen e. V.
Herrenstraße 14
30159 Hannover
Telefon: 05 11/9 11 96-0
Fax: 05 11/9 11 96-10
www.vz-niedersachsen.de

Verbraucherzentrale Nordrhein-Westfalen e. V.
Mintropstraße 27
40215 Düsseldorf
Telefon: 02 11/38 09-0
Fax: 02 11/38 09-216
www.verbraucherzentrale.nrw

Verbraucherzentrale Rheinland-Pfalz e. V.
Seppel-Glückert-Passage 10
55116 Mainz
Telefon: 0 61 31/28 48-0
Fax: 0 61 31/28 48-66
www.vz-rlp.de

Verbraucherzentrale des Saarlandes e. V.
Trierer Straße 22
66111 Saarbrücken
Telefon: 06 81/5 00 89-0
Fax: 06 81/5 00 89-22
www.vz-saar.de

Verbraucherzentrale Sachsen e. V.
Katharinenstraße 17
04109 Leipzig
Telefon: 03 41/69 62 90
Fax: 03 41/6 89 28 26
www.vzs.de

Verbraucherzentrale Sachsen-Anhalt e. V.
Steinbockgasse 1
06108 Halle
Telefon: 03 45/2 98 03-29
Fax: 03 45/2 98 03-26
www.vzsa.de

Verbraucherzentrale Schleswig-Holstein e. V.
Hopfenstraße 29
24103 Kiel
Telefon: 04 31/5 90 99-0
Fax: 04 31/5 90 99-77
www.vzsh.de

Verbraucherzentrale Thüringen e. V.
Eugen-Richter-Straße 45
99085 Erfurt
Telefon: 03 61/5 55 14-0
Fax: 03 61/5 55 14-40
www.vzth.de

Verbraucherzentrale Bundesverband e. V.
Rudi-Dutschke-Straße 17
10969 Berlin
Telefon: 0 30/2 58 00-0
Fax: 0 30/2 58 00-518
www.vzbv.de

BERATUNG UND VERNETZUNG

Betreuungsbehörde – Betreuungsstelle für Erwachsene
Bevollmächtigte Angehörige und ehrenamtliche Betreuer können sich an die regionalen Betreuungsstellen wenden. Sie beraten in Fragen des Betreuungsrechts, zu den Voraussetzungen für die Einleitung einer Betreuung, zum Verlauf des Betreuungsverfahrens, bei der Auswahl der Betreuerin oder des Betreuers. Außerdem informieren sie über Vollmachten, Patientenverfügungen und Betreuungsverfügungen und beglaubigen Vollmachten und Betreuungsverfügungen. Betreuungsvereine und Betreuungsstellen in Ihrer Nähe finden Sie im Telefonbuch oder Internet, Suchbegriff: Betreuungsstelle oder Betreuungsbehörde

Bürgertelefon zur Pflegeversicherung und Krankenversicherung
Das Bürgertelefon des Bundesministeriums für Gesundheit erreichen Sie
montags bis donnerstags von 8 bis 18 Uhr und freitags von 8 bis 12 Uhr
Tel.: 030 340 60 66-01 (Fragen zur Krankenversicherung)
Tel.: 030 340 60 66-02 (Fragen zur Pflegeversicherung)

Für Gehörlose und Hörgeschädigte:
Fax: 030 340 60 66-07
E-Mail: info.deaf@bmg.bund.de und info.gehoerlose@bmg.bund.de
Auch ein Gebärdentelefon (Videotelefonie) steht als Service zur Verfügung:
www.gebaerdentelefon.de/bmg/

Pflegestützpunkte und Pflegeberatungsstellen
Pflegestützpunkte und Pflegeberatungsstellen bieten kostenlose und professionelle Pflegeberatung durch Pflege- und Krankenkassen, Altenhilfe oder Sozialhilfeträger unter einem Dach.
Sie bieten einen Überblick über die verschiedenen Versorgungs- und Betreuungsmöglichkeiten und vermitteln im Einzelfall.
Die Adresse des nächstgelegenen Pflegestützpunktes oder Pflegeberatungsstelle erfahren Sie bei Ihrer Pflege- beziehungsweise Krankenkasse, in Ihrem Bürgerbüro oder online unter
www.pflegestuetzpunkte-deutschlandweit.de
oder
www.pflegewegweiser-nrw.de
Beim Zentrum für Qualität in der Pflege können Sie bundesweit Pflegestützpunkte, aber auch weitere Beratungsangebote zur Pflege finden.
www.zqp.de/beratung-pflege/

Interessenvertretungen
Die BIVA, die Bundesinteressenvertretung für alte und pflegebetroffene Menschen e. V., setzt sich unabhängig und gemeinnützig für Selbstbestimmtheit im Alter ein, unter anderem mit einer Rechtsberatung zu Pflege- und Heimrecht.
www.biva.de

In der Bundesarbeitsgemeinschaft der Seniorenorganisationen BAGSO sind rund 120 Vereine und Verbände der Zivilgesellschaft zusammengeschlossen. Sie setzt sich für ein aktives, selbstbestimmtes und möglichst

gesundes Älterwerden in sozialer Sicherheit ein.
www.bagso.de

Psychiatrische Krankenhäuser und gerontopsychiatrische Zentren
Viele psychiatrische Kliniken verfügen über sogenannte gerontopsychiatrische Abteilungen. Neben Diagnose und teilstationären Betreuungs- und Behandlungsangeboten bieten sie auch Beratung und Informationsmaterial für pflegende Angehörige von Demenzkranken.

Rat und Unterstützung für junge Demenzkranke (unter 65 Jahren) und ihre Angehörigen
Das Kontaktbüro Pflegeselbsthilfe Frühdemenz im Kreis Minden-Lübbecke wurde für sein Engagement für ein förderliches Umfeld für junge Demenzkranke, Erkrankte mit beginnender Demenz und ihre Bezugspersonen ausgezeichnet.
Tel.: 0571 648 35 46
www.demenznetz.info

An Gruppen für Menschen mit beginnender Demenz nehmen häufig auch Betroffene unter 65 Jahren teil. Beratung bieten alle Alzheimer-Gesellschaften und Beratungsstellen zur Demenz. Auch der Sozialpsychiatrische Dienst des Gesundheitsamtes Ihrer Kommune ist eine mögliche Anlaufstelle. Verschiedene örtliche Alzheimer-Gesellschaften bieten Gruppen für Angehörige von jüngeren Demenzkranken an.
www.deutsche-alzheimer.de
Suchworte: Gruppen, Demenz im jüngeren Lebensalter, Alzheimer-Gesellschaften
Da eine Demenzerkrankung im jungen Alter für alle Beteiligten eine besondere Belastung darstellt, ist eine therapeutische Begleitung, zum Beispiel eine systemische Familientherapie, sehr zu empfehlen. Über das Jugendamt sind weitere familienunterstützende Angebote, wie zum Beispiel Familienhelfer, zu erhalten.

Hilfe für Kinder von jungen Demenzkranken
Kinder und Jugendtelefon „Nummer gegen Kummer":
Tel.: 0800 1110333
Mitgliedseinrichtungen und -projekte, die sich besonders für Familien mit einem psychisch erkrankten Elternteil engagieren, finden Sie bei der Bundesarbeitsgemeinschaft „Kinder psychisch erkrankter Eltern".
http://bag-kipe.de

Für Demenzkranke und Ihre Angehörigen mit Zuwanderungsgeschichte
Das Demenz-Servicezentrum Menschen mit Zuwanderungsgeschichte in Gelsenkirchen bietet ein Netzwerk an Angeboten, um Migranten zu unterstützen. Hierzu zählen unter anderem muttersprachliche Beratung in Türkisch und Russisch, der Aufbau ehrenamtlicher Strukturen und die Vernetzung regionaler Akteure.
Tel.: 0209 6048320
https://awo-ww.de/node/2159
Einen Überblick über mehrsprachige Beratungsstellen sowie Wissen über Demenz in türkischer, polnischer und russischer Sprache gibt es unter
www.demenz-und-migration.de

Eine Projektliste der lokalen Allianzen führt Angebote für an Demenz erkrankte Menschen mit Migrationshintergrund auf.
www.wegweiser-demenz.de
Stichwort: Projektliste
Das Projekt „Nasch Dom" richtet sich an Betroffene mit russischsprachigen Wurzeln.
www.naschdom.de

Regionale Demenznetzwerke
In vielen Regionen Deutschlands existieren bereits Netzwerke für Menschen mit Demenz oder Pflegenetzwerke. Im Mittelpunkt der Arbeit steht die Information, Beratung, Begleitung, Qualifikation und Vernetzung von haupt- und ehrenamtlich engagierten Menschen und Organisationen.
www.demenz-support.de

Einen „Werkzeugkasten", mit dem die Gründung von Netzwerken angeregt und erleichtert werden soll und der in der Praxis bewährte Materialien enthält, findet sich unter
www.demenznetzwerke.de
Regionalbüros des Landes Nordrhein-Westfalen einschließlich südliches Rheinland finden Sie auf folgender Webseite: www.alter-pflege-demenz-nrw.de/regionalbueros

Sozial- und Gesundheitsamt
Das Sozialamt ist fast überall für die sogenannte Altenhilfe zuständig. Es springt nicht nur bei finanziellen Notlagen ein, sondern informiert auch über andere Hilfsangebote. Wenn sich in Ihrer Nähe ein Pflegestützpunkt befindet, wird die Altenhilfe dort ebenfalls anzutreffen sein. Beratung und Auskunft gibt darüber hinaus der Sozialpsychiatrische Dienst Ihres zuständigen Gesundheitsamts.

Sozialverband VDK
Einige Landesverbände des Sozialverbandes VdK bieten Unterstützung und rechtliche Beratung an. Eine Mitgliedschaft ist erforderlich.
www.vdk.de

Wohlfahrtsverbände
Die örtlichen Wohlfahrtsverbände wie das Deutsche Rote Kreuz, die Caritas, die Diakonie oder die Arbeiterwohlfahrt beraten unabhängig von Religionszugehörigkeit oder Mitgliedschaften. Auch andere Leistungsanbieter wie private Träger bieten hier ihre Unterstützung an.

RECHTLICHE VORSORGE

Muster und Vordrucke für die rechtliche Vorsorge
Muster und Vordrucke, die Menschen mit Demenz für ihre rechtliche Vorsorge nutzen können, finden Sie beim Bundesministerium der Justiz und für Verbraucherschutz oder auf der Webseite der Verbraucherzentralen. In jedem Fall sollten Sie sich dazu ärztlich und juristisch beraten lassen:
www.bmjv.de
Suchworte: Betreuungsrecht, Patientenverfügung
www.verbraucherzentrale.de
Suchworte: Vorsorgevollmacht, Betreuungsverfügung, Patientenverfügung

PFLEGE

Pflege- und Krankenkassenleistungen
www.verbraucherzentrale.de
Suchworte: Pflegeantrag, Krankenversicherung

Pflege zu Hause
www.verbraucherzentrale.de/node/13412

Pflegestützpunkte und Pflegeberatungsstellen
Pflegestützpunkte und Pflegeberatungsstellen bieten kostenlose und professionelle Pflegeberatung durch Pflege- und Krankenkassen, Altenhilfe oder Sozialhilfeträger unter einem Dach.
Sie bieten einen Überblick über die verschiedenen Versorgungs- und Betreuungsmöglichkeiten und vermitteln im Einzelfall.

Die Adresse des nächstgelegenen Pflegestützpunktes oder Pflegeberatungsstelle erfahren Sie bei Ihrer Pflege- beziehungsweise Krankenkasse, in Ihrem Bürgerbüro oder online:
www.pflegestuetzpunkte-deutschlandweit.de
www.pflegewegweiser-nrw.de
www.zqp.de/beratung-pflege/

Lieferdienste
Mobile Dienste wie „Essen auf Rädern" bringen warme, gekühlte oder tiefgefrorene Speisen nach Hause. Eine Checkliste zur Auswahl eines Anbieters finden Sie unter
www.verbraucherzentrale.de/node/10625

Wohnumfeldverbesserung
Nutzen Sie im Vorfeld die Möglichkeit zur Wohnberatung.
www.wohnungsanpassung-bag.de

Online-Beratung zu technischen Hilfsmitteln, Wohnungsanpassung und barrierefreiem Umbau erhalten Sie unter:
www.online-wohn-beratung.de
Den Zuschuss für wohnumfeldverbessernde Maßnahmen können Sie ganz einfach mit einem formlosen Antrag bei der Pflegekasse anfordern.
www.pflegehilfe.org
Suchwort: Wohnumfeldverbesserung
Sie können dazu auch das vorgefertigte **Antragsformular der Pflegekasse** nutzen. Welche Maßnahmen grundsätzlich im Rahmen der Wohnumfeldverbesserung übernommen werden können, finden Sie hier gelistet (ohne Anspruch auf Vollständigkeit und nach entsprechender Einzelfallprüfung):
https://sozialversicherung-kompetent.de
›Pflegeversicherung ›Leistungsrecht ab 2017
›Wohnumfeldverbesserung
Die KfW-Bankengruppe kann altersgerechtes Bauen oder Umbauen und Barrierereduzierung durch einen Investitionszuschuss von 10 bis 12,5 Prozent der förderfähigen Kosten unterstützen:
www.kfw.de
›Privatpersonen ›Bestehende Immobilie
›Barrierereduzierung

Pflege in Wohn- und Hausgemeinschaften
www.verbraucherzentrale.de/node/13583
www.demenzfreundliche-kommunen.de
Eine Beratung zum Thema Demenz-WG finden Sie bei Freunde alter Menschen e. V. unter
www.famev.de/demenz-wgs/

Pflege im Heim
Was Sie bei der Suche nach einem passenden Heim beachten müssen, Qualitätskriterien, Umzug, Kostenfrage, Verträge:
www.verbraucherzentrale.de
Suchwort: Pflege im Heim

Demenzdörfer
„De Hogeweyk" nahe Amsterdam
https://hogeweyk.dementiavillage.com
Pflegeeinrichtung „Tönebön am See" in Hameln
www.toeneboen-stiftung.de
Seniorenzentrum Süssendell/Stolberg
www.awo-sz-suessendell.de

Demenzfreundliche Krankenhäuser
Eine Auswahl demenzfreundlicher Krankenhäuser mit Spezialstationen
www.wegweiser-demenz.de
›Gut informiert ›Medizinischer Hintergrund ›Krankenhausaufenthalt
www.dggeriatrie.de
Suchwort: Spezialstation
https://demenz-im-krankenhaus.de
Suchwort: demenzfreundlich
Eine Checkliste für die Suche nach einem geeigneten Krankenhaus bietet
www.verbraucherzentrale.de/node/10410
Wie Sie einen Krankenhausaufenthalt vor- und nachbereiten können:
www.beim-pflegen-gesund-bleiben.de
Suchwort: Krankenhaus-Checkliste

https://www.youtube.com/watch?v=DOC5BYn77co

SACHBÜCHER

Carmen Birkholz: Trauer und Demenz. Trauerbegleitung als verstehender Zugang und heilsame Zuwendung. Vandenhoeck + Ruprecht 2018

Helen Buell Whitworth, James Whitworth: Das Lewy-Body-Demenz-Buch. Wissen und Tipps zum Verstehen und Begleiten für Pflegende und Angehörige. Hogrefe 2019

Brigitta Schröder: Blickrichtungswechsel. Lernen mit und von Menschen mit Demenz. Kohlhammer 2021

INFORMATIONEN ZUM UMGANG MIT MENSCHEN MIT DEMENZ

Demenz. Kuratorium Deutsche Altershilfe 2002
- deutsche Ausgabe
https://docplayer.org/15029917-Hilfen-zur-kommunikation-bei-demenz.html
- türkische Ausgabe
https://alter-pflege-demenz-nrw.de/wp-content/uploads/2019/05/LID-Band13-türkisch-WEB-2018.pdf
- polnische Ausgabe
https://alter-pflege-demenz-nrw.de/wp-content/uploads/2019/05/LID-Band-15-
- russische Ausgabe
content/uploads/2019/05/LID-Band-12-

Ansatz im Umgang mit verwirrten Menschen. Hogrefe 2019

Barbara Messer: 100 Tipps für die Validation. Brigitte Kunz Verlag 2007

Wilhelm Stuhlmann: Demenz – wie man Bindung und Biographie einsetzt.

Britta Waldmann. „Bei Demenz ist die fünf eine gerade Zahl". Die Integrative Validation nach Richard©. Download unter:
http://www.integrative-validation.de/files/iva/pdf/AP_2_2014_Richard_Validation.pdf

INFORMATIONEN IN LEICHTER SPRACHE

Was ist eine Demenz? Eine Broschüre in leichter Sprache
https://www.demenz-support.de/

Hat Mama eine Demenz?
https://www.bmfsfj.de/

HUMORIGES

DEMENSCH – Postkartenkalender 2021
medhochzwei 2020

Thomas Klie, Peter Gaymann:
Für einen menschenfreundlichen Umgang mit

Stichwortverzeichnis

A

Acetylcholin 57
Acetylcholinesterase-Hemmer 58
Aducanumab 54
Aggressivität 11, 31, 56, 103, 104, 166
Aktivitäten, wiederkehrende → Tages- und Wochenplan
Alltag, selbstständiger 11, 71
Alltagsbegleiterin 139, 174
Alltagskompetenzen 71
Alltagsstruktur 71
Alzheimer-Demenz 24, 49
Diagnose, frühe 43
Alzheimer-Gesellschaft 48, 50, 69, 89, 92, 138, 139, 145, 170
Ambient Assisted Living (AAL) 180
ambulanter Pflegedienst 72, 128, 139 siehe auch Pflege, ambulante
Amyloid-Protein 25, 42 → Plaques
Anamnese 41
Angehörigenschulungen 68
Antidementiva 57
Antidepressiva 60
Antriebslosigkeit 49
Apathie 31, 56
Appetitlosigkeit 113, 114
Arbeitgeber 163
Aufgaben, komplexe 74
Aufsichtspflicht 168

ausländische Haushalts- und Betreuungskraft 141–143
Autofahren 36, 45, 166 → Fahrtauglichkeit

B

Badumbau 76
Bagatellgeschäft 158
Bankvollmacht 159
Basisdiagnostik 41
Behandlungsmöglichkeiten 53
Begutachtungsverfahren des MD 172
Behindertenparkausweis 166
Beratungsangebote 48, 186–188
mehrsprachige 95, 188
Berufstätigkeit 49, 50, 163
Berufsunfähigkeitsversicherung 165
Betreuer, rechtlicher 160
Betreuung zu Hause 87
Betreuung, 24-Stunden- 140
Betreuungsdienst, ambulanter 140
Betreuungsgericht 159, 160
Betreuungsgruppe 138
Betreuungskraft 139
Betreuungsverfügung 9, 157, 160–161
Bevollmächtigter 158, 176
Bettschutzeinlage 176
Bewegung, regelmäßige 21, 61, 62, 83
Bewegungsdrang 106
Bewegungsstörungen 30

Blumenstrauß 80
Bluthochdruck 20
Botschaften, nonverbale 99
Budget 141, 145
Burn-out-Syndrom 50

C

Coronavirus 92
CT 42

D

De Hogeweyk 154
Dehydratation siehe Flüssigkeitsmangel
Deliktunfähigkeitsklausel 169
Demenz
   als Tabuthema 90, 94
   Biologie 25
   Diagnose 7, 40
   genetisch bedingt 25
   primäre 23
   Risikofaktoren 20, 21
   Schweregrade 44
   sekundäre 24, 38 → Pseudodemenz
   Symptome 9, 33
   Verlauf 43
   Warnzeichen 33
Demenzforschung 53
Demenzgruppe 92, 138
Demenz-WG 146
Depression 20, 38, 42, 50, 56
Diabetes 38
Diagnose-App 43
Diebstahlsvorwurf 105, 106
Dokumentaufbewahrung 79
Dopamin 30, 60

Dorf für Demenzkranke 154
DTI-Bildgebung 16

E

Einverständniserklärung 40, 41 → Vorsorgevollmacht
Elektromobil 176
emotionale Verflachung 31
Empathie 104
Entlastungsangebot, professionelles 10, 112, 136
Entlastungsbetrag 139, 174
Entsendemodell 141
Erbe 157, 162
Ergotherapie 54, 62, 63, 68
Erinnerungsalbum 64, 83, 96
Erinnerungstherapie 69
Erkrankung, psychische 42
Ernährung, künstliche → künstliche Ernährung
Ernährungsdefizite 116
Erwerbsminderungsrente 164
Essenszeiten 113

F

Fähigkeiten, kognitive und kommunikative 172
Fahr-Fitness-Check 168
Fahrsicherheitstraining 167
Fahrtauglichkeit 166–168
   Warnzeichen 168
Familiengeschichte 40
Familienpflegezeit 176
Feinmotorik 115
Feste, jahreszeitliche 72

Fingerfood 113, 114, 121
Flexirente 164
Flüssigkeitsmangel 38, 112, 113, 117
   → Dehydratation
Foto des Menschen mit Demenz 81
Freiheitseinschränkungen 111
Fremdsprache 84
Frontotemporale Demenz 31, 104, 147
Funktionsgeschirr 113, 114

G

Gedächtnis 6, 13, 17
   biologisch erklärt 13, 18
   sensorisches 18
Gedächtnisambulanz 37, 39, 40
Gedächtnislücke 33
Gedächtnisstörungen 37
Gedächtnistraining 62
Gedächtnisverlust 31, 49
gefäßbedingte Demenz 28 → Vaskuläre
   Demenz
Gefahrenquellen im Haus 80, 81
Gemütsschwankungen 37
Gerontopsychiatrische Zentren 40, 48
Geruchssinn 35, 113
Geschäftsfähigkeit 158–160
Geschäftsunfähigkeit 159
Geschmackswahrnehmung 113
Gewalt in der häuslichen Pflege 110, 111
   Vorbeugung 112
Ginkgo biloba 58
Gleichgewichtssinn 30, 83
GPS-Ortungsgerät 82, 109, 181
Großhirnrinde, funktionelle Felder 16
Grund- und Behandlungspflege 139

H

Haftung im Schadensfall 168 →
   Privathaftpflichtversicherung
Halluzinationen 29, 60
Halsbeugemanöver 119
Harnwegsinfekt 128, 129
Hausärztin 37, 39, 48, 159
Haushalts- und Betreuungskraft,
   ausländische 141– 143
Haushaltshilfe 139, 174
häusliche Pflege 87
   Kostenübernahme 173
Hausnotrufsystem 82, 179–183
Hilfsmittel 178
Hinlauftendenz 108
Hirnschädigung 42
Hippocampus 19
Hörgerät 176
Hörstörungen 36
Hörzentrum (im Gehirn) 17
Humor 61, 66

I/J

Identität 23
Impulskontrolle 166
Inkontinenz 119, 128
Inkontinenzhilfen 130, 176
Integrationsamt 163
Junge Menschen mit Demenz 49, 50

K

Kettenruf 181
KfW-Zuschuss 76
Kinder 50
   therapeutische Begleitung 50

Kindersprache 99
Klinik-Clowns 133, 134
Kommunikation, emotionale 98 → Validation
Kommunikationstraining 69
Kompressionsstrumpf 176
Körperpflege 128, 129
Körpersprache 99
Körperwahrnehmung 105
kognitive Störung, leichte (MCI) 41, 44, 59
Kontakte, soziale 37, 87, 172
Krankengeld 165
Krankenhausaufenthalt 131
    Entlassmanagement 134, 135
    Vorbereitungen 133
Krankenhaus, demenzfreundliches 132, 190
Krankenversicherung 171
Krankschreibung 163
Kreditrückzahlung 50
Krisentelefon 112
Kündigungsschutz 163
künstliche Ernährung 117, 118, 120
Kurzzeitgedächtnis 6, 18, 41, 45
Kurzzeitpflege 111, 135, 137, 144, 175

L

Langzeitgedächtnis 6, 18, 41, 45
Lebensstil, gesunder 21
Leistungsfähigkeit, geistige 31
Lewy-Körperchen-Demenz 29, 30, 61
Liquor-Analyse 43
Lungenentzündung 47

M

Magensonde 117, 161
Mahlzeit, entspannte 115
MCI → kognitive Störung, leichte
Medikamente 55, 135, 174
    Einnahme 55
    Nebenwirkungen 57, 61
    Nutzen 56
    Studienteilnahme 62
    Wirkung 55, 59
Medizinischer Dienst (MD) 172
Mehrgenerationenwohnen 146
Memantin 59
Migrationshintergrund →
    Zuwanderungsgeschichte
Mindestlohn 141
Mini-Mental-Status-Test 41, 56
Misstrauen 46
Mobilität 174
Mobilnotruf 184
Morbus Pick → Frontotemporale Demenz
MRT 17, 42
Multiinfarkt-Demenz 29
Museumsangebote 66–67
Muskelzittern 31
Musiktherapie 54, 63, 65, 67

N

Nachteilsausgleich 166
Nachtpflege 107, 144
Nahrungsumstellung 116
Neuroleptika 60
Neurotransmitter 13
Noradrenalin 60
Notar 157, 162
Notruf 82

O

Ordnungssysteme 75, 79
Organspende 162
Orientierungshilfen 79, 152
Orientierungsstörung 7, 35, 42, 46, 47, 109, 131

P

Parkinson-Demenz 30, 61
Patientenverfügung 9, 118, 119, 157, 161
Patientenwille 135
PEG-Sonde 117, 119, 120
person-zentrierte Haltung nach Kitwood 98
Persönlichkeitsveränderungen 46, 49, 97
Pflanzen, giftige 80
Pflege zu Hause siehe häusliche Pflege
Pflege, ambulante 139
Pflege, teilstationäre → teilstationäre Pflege
Pflege, vollstationär 176
Pflegeberatung 189–190
Pflegebett 178
Pflegecoach 89
Pflegedienst siehe ambulanter Pflegedienst
Pflegegeld 175, 176
Pflegegrad 135, 140, 143, 144, 175–176
    Einstufung 175
Pflegegutachten → Begutachtungsverfahren
Pflegeheim 10, 114, 135, 149 → vollstationäre Pflege
    als Begegnungsstätte 153
    Auswahlkriterien 150–152
    Personal 150
    Umzug 152
Pflegehilfsmittel zum Verbrauch 130, 176, 177
Pflegekasse 76, 89, 138, 140, 143, 144
Pflegekurs 89, 112
Pflegesachleistung 144, 165, 174

Pflegestützpunkt 48, 50, 88
Pflegeunterstützungsgeld 175
Pflegeversicherung 92, 145, 171
    Erstantrag 171
    Leistungen 175
Physiotherapie 56, 135
Plaques 25
Privathaftpflichtversicherung 169
Problemlösungsfähigkeit 35, 41
Pseudodemenz 24, 38
psychische Problemlagen 172
Psychotherapie 171

R

Rehasport 63
Rezepte 121
Rituale 72, 75
Rollator 176
Rollentausch 128
Rollstuhl 83, 176
Rooming-in 134
Rückenschmerzen 111
Ruhigstellung → Sedierung

S

S3-Leitlinie Demenzen 55
Schilddrüsenerkrankung 38
Schlafstörungen 106, 111
Schlaganfall 28, 29, 42
Schließanlage, elektronische 182
Schluckstörung 114, 116, 118, 120
Schlüsselfinder 185
Schweigepflicht, ärztliche 40, 168
Schwerbehindertenausweis 166
Schwerbehindertenrente 165

Schwerbehinderung, Antrag auf Anerkennung 163–164
Sedierung 61, 104
Selbstversorgung 172
Sehstörungen 36
Sehzentrum (im Gehirn) 18
Selbstbestimmungsrecht 61, 111, 118
Selbstdiagnose 38, 45 → Diagnose-App
Selbstgefährdung, wirtschaftliche 161
Selbsthilfegruppe 48, 112
Senilität 7
Seniorentelefon 82, 178–179
Serotonin 60
Sicherheitsvorkehrungen 71, 78, 80, 81
Sozialamt 143
Sozialdienst des Krankenhauses 134
Sozialverhalten, angemessenes 31
Sprachzentrum (im Gehirn) 17, 18
Sterbebegleitung 161
Sturzgefahr 61, 80, 118
Synapsen 13

T

Tagesplan 72
Tages- oder Nachtpflege 10, 143
Taktlosigkeit 31
Tanz 61, 67, 82
Tau-Protein 25, 31, 42
teilstationäre Pflege 10, 137
Test, kognitiver 41
Testament 157, 162
Therapie 53
   Aroma- 63
   Garten- 63
   fördernde 61
   künstlerische 63, 65
   medikamentöse 55
   sensorische 63
Therapiedecke 105
Tiere 61, 68, 85, 153
Toilettengang 129, 130
Treppenlift 76, 177
Trink-App 112
Türverbreiterung 76

U

Überbelastung bei Pflege 87, 110
Überforderung 83, 85
Übergewicht 20
Uhrentest 42
Unterernährung 117
Untersuchungen, notwendige 40
Urlaubsreise 84, 145
Urteilsvermögen, eingeschränktes 7, 36, 157

V

Validation 98
Vaskuläre Demenz 28
Verirren 109
Verhalten, aggressives → Aggressivität
Verhalten, herausforderndes 46, 101
Verhinderungspflege 111, 137, 145, 175
Verkehrsteilnehmer 37
Verlegen oder Verlieren von Gegenständen 36
Verpflichtungen, finanzielle 50
Verstummen 31
Vertrauensperson 160
Vertretung, rechtliche 47
Verwirrtheitszustand 29, 112, 118, 120
Vitamine 38, 61

vollstationäre Pflege → Pflegeheim
Vorerkrankung 41
Vorsorge, rechtliche 157, 189
Vorsorgevollmacht 9, 157, 158–159

W

Wahnvorstellungen 29, 56, 60
Wahrnehmungsstörungen 35
Wandern, nächtliches 107, 108
Weglauftendenz 108
Wiederholungszwang 102
Willkürmotorik 30
Wissensnetzwerk (im Gehirn) 19
Wochenplan 73
Wohnberatungsstellen 76
Wohnform 145
    alternative 146
    Wechsel 146
Wohngruppe, betreute 135, 146
    Anschubfinanzierung 148, 174
Wohngruppenzuschlag 147, 175
Wohnkonzepte 137
wohnumfeldverbessernde Maßnahmen 75, 76,
    77, 174
Wortfindungsstörungen 31, 46
Wutausbruch 103

Z

Zahnschmerzen 114
Zittern 30 → Muskelzittern
Zuwanderungsgeschichte 94

Bildnachweis

Titel: Ocskay Mark / Alamy Stock Foto,
Adobe Stock: S. 4, 12, 54
istock Photo: S. 5, 6, 22, 70, 86, 121, 122, 123, 125, 126, 170

Rumi Beneke, Grafiken S. 14, 16, 17, 20, 27

Atelier Peter Gaymann: Cartoons S. 34, 45, 56, 63, 66, 69, 74, 77, 93, 96, 101, 107, 110, 129, 151, 167

---

1. Auflage, Januar 2022

© Verbraucherzentrale NRW, Düsseldorf
Das Werk einschließlich aller seiner Teile ist urheberrechtlich geschützt. Jede Verwertung, die nicht ausdrücklich vom Urheberrechtsgesetz zugelassen ist, bedarf der vorherigen Zustimmung der Verbraucherzentrale NRW. Das gilt insbesondere für Vervielfältigungen, Bearbeitungen, Übersetzungen, Mikroverfilmungen und die Einspeicherung und Verarbeitung in elektronischen Systemen. Das Buch darf ohne Genehmigung der Verbraucherzentrale NRW auch nicht mit (Werbe-)Aufklebern o. Ä. versehen werden. Die Verwendung des Buchs durch Dritte darf nicht zu absatzfördernden Zwecken geschehen oder den Eindruck einer Zusammenarbeit mit der Verbraucherzentrale NRW erwecken.

ISBN 978-3-86336-141-9

Impressum

Herausgeber
Verbraucherzentrale Nordrhein-Westfalen e. V.
Mintropstraße 27, 40215 Düsseldorf
Telefon 02 11/38 09-555
Fax 02 11/38 09-235
ratgeber@verbraucherzentrale.nrw
www.verbraucherzentrale.nrw

Text
Dr. Susan Scheibe, Friedberg

Koordination
Dr. Mechthild Winkelmann

Fachliche Beratung
Felizitas Bellendorf, Prof. Dr. Hermann Brandenburg, Dr. Otto Bretzinger, Catharina Hansen, Dr. Susanne Punsmann, Verena Querling, Elke Weidenbach

Lektorat
Christina Seitz, Düsseldorf
www.christina-seitz.de
Dr. Mechthild Winkelmann

Layout und Satz
Designbüro Ute Lübbeke, Köln
www.LNT-design.de

Gestaltungskonzept
Lichten Kommunikation und Gestaltung, Hamburg
www.lichten.com

Druck
AZ Druck und Datentechnik GmbH, Kempten

Redaktionsschluss: November 2021